口腔保健与疾病防治

施少雄 著

吉林科学技术出版社

图书在版编目（CIP）数据

口腔保健与疾病防治 / 施少雄著 . — 长春：吉林
科学技术出版社，2023.6
ISBN 978-7-5744-0660-5

Ⅰ.①口… Ⅱ.①施… Ⅲ.①口腔－保健②口腔疾病
－防治 Ⅳ.①R78

中国国家版本馆 CIP 数据核字（2023）第 136547 号

口腔保健与疾病防治

著	施少雄
出 版 人	宛 霞
责任编辑	刘建民
封面设计	李 阳
制 版	李 阳
幅面尺寸	170mm × 240mm
开 本	16
字 数	132 千字
印 张	14.25
印 数	1–1500 册
版 次	2023 年 6 月第 1 版
印 次	2024 年 1 月第 1 次印刷

出 版 吉林科学技术出版社
发 行 吉林科学技术出版社
地 址 长春市南关区福祉大路 5788 号出版大厦 A 座
邮 编 130118
发行部电话 / 传真 0431-81629529 81629530 81629531
　　　　　　　　　 81629532 81629533 81629534
储运部电话 0431-86059116
编辑部电话 0431-81629510
印 刷 廊坊市印艺阁数字科技有限公司

书 号 ISBN 978-7-5744-0660-5
定 价 78.00 元

前言
PREFACE

　　口腔是全身的一部分，牙周健康与全身状况有着密切的关系。1979年，世界卫生组织与国际牙科联盟联合提出了2000年全球口腔卫生保健目标的指标体系，并将口腔健康列为人体健康的十大标准之一。口腔健康的标志是——牙齿清洁、无龋洞、无痛感、牙龈颜色正常、无出血现象。这标志着牙周健康已经成为衡量人体健康不可忽视的组成部分。

　　随着我国经济实力的进一步增强及人民生活水平的普遍提高，人们对自己身心健康的关注程度也在逐步提升。人们已不再为吃饱、吃好而发愁，而是渴望自己拥有一副好牙，"品尽天下美味"。如果牙齿不好，会直接或间接地对全身健康产生负面影响。口腔健康教育是促进全民健康教育的重要组成部分。口腔健康教育的实施，对于预防和减少口腔疾病的发生、提高全民的口腔健康水平、促进实现人人享有口腔卫生保健目标的实现具有十分重要的意义和作用。要改善我国口腔疾病的状况，解决的捷径是加强口腔健康教育，增强人民群众的口腔卫生保健意识，提高人民群众的自我口腔保健能力，以达到防治口腔疾病的目的。

　　随着现代社会的发展，科学技术的进步，人们已把对疾病治疗的关注，转向了对日常生活的保健和对疾病防治的重视，口腔卫生保健也在其中。在经济发达的社会，人民具有较高的素养，体现在容貌、服饰、语言和行为等方面。在各类社会交往活动中，形象的完美总是给人以良好的第一印象，而口腔的健康则更直接地反映了这一点。世界卫生组织把牙齿整洁、无缺洞、无痛感、牙龈颜色正常、无出血现象规定为口腔健康的标准。但是在我国，口腔疾病的发生率还是很高，甚至有些人根本就不懂得保护自己的口腔和牙齿，这是一个不容忽视的大问题；因此，普及口腔保健和口腔疾病防治知识也就日益显出它的重要性。

本书共分为五大章节，第一章为口腔的组织结构，包括牙体组织、牙周组织、口腔黏膜、唾液腺、颞下颌关节。第二章为口腔疾病的种类，包括牙齿发育异常、根尖周炎、颌骨及关节病、龋病与口腔黏膜病、牙髓病与牙周组织病及涎腺病与口腔颌面部囊肿六节内容。第三章从四个方面介绍了口腔的自我保健，包括口腔保健卫生常识，烟酒糖茶与口腔健康，刷牙与口腔保健，牙齿与口腔保健法。第四章为口腔疾病的防治，分别从儿童口腔疾病的防治，孕妇口腔疾病的防治，老年人口腔疾病的防治，三个方面进行阐述。第五章为口腔的健康教育与促进，包括口腔健康教育的基本概念，口腔健康的促进，口腔健康的行为及口腔健康教育的实施四个方面的内容。

在本书的撰写过程中，作者得到了许多专家学者的帮助和指导，参考了大量的学术文献，在此表示真诚的感谢。

本书内容系统全面，论述条理清晰、深入浅出，但由于作者水平有限，书中难免会有疏漏之处，希望广大同行及时指正。

作者

2023 年 1 月

目录
CONTENTS

第一章　口腔的组织结构

口腔是消化系统的起始部。本章为口腔的组织结构，主要从五个方面对其进行详细的介绍，分别是牙体组织、牙周组织、口腔黏膜、唾液腺和颞下颌关节。

第一节　牙体组织

牙体组织即牙齿本身，它由牙釉质、牙本质、牙骨质三种钙化的硬组织及一种软组织牙髓构成。

牙本质构成牙齿的主体，釉质覆盖在其冠部牙本质表面，牙骨质则覆盖在根部牙本质的表面。牙齿中央有一空腔，称髓腔。髓腔内充满含丰富血管和神经的结缔组织，称为牙髓，牙髓通过狭窄的根尖孔与牙周组织相连通。

一、牙釉质

釉质（enamel）是全身最硬的组织，它是一种既无血管、神经，又无再生能力的特殊硬组织。釉质大部分由无机物组成，主要成分是羟基磷灰石晶体，硬度与水晶相仿。牙位不同，硬度有所差异。

高硬度的牙釉质除了能承受强大咀嚼力以外，对咀嚼磨耗也有较大抵抗力。

釉质形似帽状，罩于牙冠表面，形成一个厚度不等的保护层，恒牙中切牙的切缘及磨牙的牙尖处最厚，分别为 2.0mm 和 2.5mm，而乳牙的牙釉质非常薄，仅为 0.5~1mm 左右，整个牙釉质从切缘或牙尖处向牙颈部移行过程中逐渐变薄，呈刀刃状。

釉质呈略带透明的乳白色或淡黄色，其颜色与矿化度、釉质厚度、牙本质颜色、人种及年龄有关。矿化程度越高，釉质越透明。由于乳牙釉质矿化程度较低，釉质透明度差，牙本质颜色不能透过而呈乳白色。随着年龄增加，牙齿可逐渐变成暗灰色。

（一）理化特性

1. 物理特性

釉质呈帽状，罩于解剖牙冠表面，形成保护层。在切牙切缘处厚约 2mm（乳切牙厚约为 0.5mm），磨牙的牙尖处厚约 2.5mm（乳牙尖厚约 1.3mm），自切缘或牙尖处至牙颈部逐渐变薄，颈部呈刀刃状。釉质外观呈淡黄色或乳白色，其颜色与釉质的厚度和矿化程度有关，矿化程度越高，釉质越透明，深部牙本质的黄色越容易透露出而呈淡黄色；矿化程度低则釉质透明度差，牙本质颜色不能透过而呈现乳白色。乳牙釉质矿化程度比恒牙低，呈乳白色。

釉质是人体最硬的生物组织，高度矿化，其硬度约为努氏硬度值 340KHN（从表面到深部，从牙尖到牙颈部，其硬度与密度逐渐降低），具有强耐磨性，同时可以承受一定的剪切力和撞击力，为深部的牙本质和牙髓提供保护。釉质张力强度小，易碎裂，但有较高的弹性系数，与下方牙本质的韧性相结合，可减少牙折的可能性。釉质比重较高，约为 3。由于釉质无机物含量及硬度都很高，无法用常规组织学方法观察，因此一般采用磨片观察其组织学结构。

2. 化学特性

成熟釉质重量的 96%~97% 为无机物，其余的为少量有机物和水。按体积计，其无机物占总体积的 86%，有机物占 2%，水占 12%。

釉质的无机物主要成分是羟磷灰石 $[Ca_{10}(PO_4)_6(OH)_2]$ 晶体和少量的其他磷酸盐晶体。事实上，釉质的磷灰石晶体并非为化学纯的羟磷灰石，而是含有较多 HCO_3^- 的生物磷灰石晶体。这些晶体往往还含有一些微量元素，这些微量元素有的可使晶体具有耐膳潜能如氟，其他具有耐龋潜能的元素有硼、钡、锂、镁、钼、锶和钒；另外的一些元素和分子可以使釉质对龋更敏感，它们包括碳酸盐、氯化镉、铁、铅、锰、硒、锌等。在釉质晶体形成时，最初形成的矿化物是碳磷灰石。而且釉质晶体的核心较外周区含有较多的碳酸盐和镁，晶体核心部位较多的碳磷灰石使晶体的中心较外围容易溶解。

成熟釉质中的有机物不足 2%，主要由蛋白质和脂类组成。蛋白质主要来自于成釉细胞，主要有釉原蛋白（amelogenins）、非釉原蛋白（mon-amelogenins）和基质蛋白酶（proteninases）三大类。这些蛋白质的主要作用是引导釉质晶体的生长，也可能具有粘结晶体和釉柱的作用。

釉质中的水大约占釉质重量的 2%，相当于体积的 5%~10%，水的存在大概与釉质的多孔性有关。釉质中的水以两种形式存在，即结合水和游离水，大部分以结合水的形式存在，主要围绕在晶体的周围。

（二）组织结构

1. 釉质的基本结构

釉质的基本结构是釉柱（enamel rod）。釉柱是由羟磷灰石晶体组成的细长柱状结构，自釉质牙本质界呈放射状贯穿釉质全层而达牙的表面，其走向反映了成釉细胞形成釉质时向后退缩的路线。此路线并不完全是直线，近牙表面 1/3 较直，称为直釉，而内 2/3 即近釉质牙本质界处，常横跨绞绕，特别是在切缘及牙尖处绞绕弯曲更明显，称为绞釉（图 1-1-1）。在窝沟处，釉柱自釉质牙木质界向窝沟底部集中，呈放射状；而在近牙颈部，釉柱排列几乎呈水平状。釉柱的直径平均为 4~6μm，釉质表面处釉柱数量与牙本质界处相差无几，由于釉质表面比釉牙本质界处宽大，因此，釉柱的直径在表面者较深部为大。

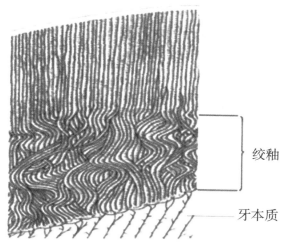

绞釉

牙本质

图 1-1-1　釉柱排列方式

光镜下釉柱纵断面上可见规律横纹，是釉质节律性发育的间歇期，横纹间距约 4μm，相当于釉质形成时期每天形成釉质的量。横纹处矿化程度稍低，故釉质脱矿或矿化不良时横纹较明显。横断面上光镜下釉柱呈鱼鳞状排列，电镜下观察呈球拍样，可见近圆形、较大的头部和一个细长的尾部。头部朝咬合面方向。相邻釉柱均以头尾相嵌形式排列。高分辨电镜观察，可见釉柱是由一定排列方向（即择优取向）的扁六棱柱形晶体所组成，釉质中的晶体是全身各种矿化组织晶体中最大的。釉质晶体在釉柱的头部互相平行排列。它们的长轴（C轴）平行于釉柱的长轴，而从颈部向尾部移行时，晶体长轴的取向逐渐与长轴成一角度，至尾部时已与釉柱长轴呈65°～70°的倾斜。因此，在一个釉柱尾部与相邻釉柱头部的两组晶体相交处有参差不齐的增宽的间隙，正是这类间隙使得每个釉柱的边缘可见约0.2μm左右暗色弧形边界，即釉柱鞘或釉柱间隙，此处矿化程度较低。

2. 釉质的特殊结构

釉质中某些部分有机物含量相对较多，钙化程度较差，在光镜下形成了一些特殊的形态结构，按形态部位的不同分别给予不同的名称，具体如下。

（1）釉质牙本质界

釉质牙本质界简称釉牙本质界，代表了来自于上皮和外间充质两种不同来源矿化组织的交界面。其外形呈贝壳状而非一条直线，由许多小弧形线相连而成，弧形线凸面突向牙本质，而凹面向着釉质。此种连接方式增大了釉质和牙本质的接触面，有利于两种组织更牢固地结合。

（2）釉板

釉板是贯穿于釉质的薄层板状结构。自釉质表面向釉牙本质界延伸，部分可达牙本质，在磨片中观察呈深褐色裂隙状结构。釉板的形成可能属于局部釉质成熟过程的缺陷，使水分和釉质基质残留在这些区域。这些缺陷可能是由于釉质矿化过程中形成的压力所致，因为压力可以阻碍水分和釉质基质的流动，抑制成釉细胞对它们的清除。该处的基质钙化不全，并含有大量的釉质蛋白。在光镜观察时，有时容易将釉板与磨片标本制作时产生的人工裂隙相混淆。人工裂隙经脱矿处理后会消失，而釉板中有有机物残留。

釉板内含有较多的有机物，可成为龋齿致病菌侵入的途径。特别是在窝沟底部及牙邻面的釉板，被认为是龋齿发展的有利通道。但绝大多数是无害的，而且也可以因唾液中矿物盐的沉积而发生再矿化。

（3）釉丛

磨片中自釉质牙本质界伸向釉质表面的形似草丛状或马尾状的褐色结构，相当于釉质厚度的 1/4~1/3。矿化程度比较低，排列较紧密，间隔约 100μm。釉丛形成于托姆斯突形成和釉质沉积阶段，蛋白质含量高。釉丛在釉质中分布均匀，由于其有机物含量较高，被认为是釉质中薄弱区，也可能与釉质和牙本质之间的粘着有关。

（4）釉梭

釉梭是起始于釉牙本质交界处伸向釉质的黑色纺锤状突起，长度为 20~200μm 不等。多数人认为形成于釉质发生的早期，此时成牙本质细胞的突起穿过基底膜，伸向前方成釉细胞之间。釉质形成时此末端膨大的突起即留在釉质内。也有人认为是牙本质胶原或者是死亡的成牙本质细胞的残留物。在磨片中，牙尖及切缘部位较多见。在干燥的牙磨片中，釉梭的有机物分解代之以空气，在透射光下，此空隙呈黑色。

（5）釉质生长线

釉质生长线又名芮式线（lines of Retzius），低倍镜下观察釉质的磨片时，此线呈深褐色相距为 20~100μm 的并行线。在纵向磨片中，生长线自釉质牙本质界向外，沿着釉质形成的方向，在牙尖部呈环形排列包绕牙尖，近牙颈处渐呈斜行线。在横磨片中，生长线呈同心环状排列，与树木的横断面年轮相似。扫描电镜观察，该处晶体排列不规则，孔隙增多。釉质生长线形成机制与釉柱横纹相似，为釉质周期性生长速率改变所致。但生长线的间距较大，代表 5~10 天釉质沉积的厚度。

在乳牙和第一恒磨牙的磨片上，常可见一条加重了的生长线。这是由于乳牙和第一恒磨牙的釉质靠近釉牙本质界的一部分形成于胎儿期，靠近牙齿表面的一部分形成于婴儿出生后，由于环境及营养的变化，该部位的釉质发育受到干扰，形成一条加重的生长线，称其为新生线（neonatal line）。电镜下可见该部位晶体的密度减低。生长线是研究釉质发育状况的一个标志。

3. 无釉柱釉质

在近釉质牙本质界处最先形成的釉质和多数乳牙表面（20~100μm）及恒牙表面（20~70μm）的釉质均看不到釉柱结构，

高分辨率电镜下可见晶体相互平行排列，称为无釉柱釉质。无釉柱釉质中不含有有机物较多的釉柱边界，故矿化程度较其他釉质要高。内层无釉柱釉质被认为可能是成釉细胞在最初分泌釉质时，托姆斯突尚未形成而导致的；而外层则可能是成釉细胞分泌。

（三）釉质表面结构

釉质的表面是牙齿重要的区域，此处与食物接触，是龋病的始发部位。在临床上进行修复体的附着及邻接、正畸材料的粘附、漂白及再矿化等都涉及此层。其理化特性明显不同于深部结构，表面釉质较硬、少孔、溶解性低，氟化物的含量较高，碳酸盐含量较低。

未磨耗的釉质表面结构大部分区域为无釉柱釉质，矿化程度较高、抗龋性强。故在酸蚀时，要达到釉柱釉质，否则很难增加粘附性。釉质表面虽无釉柱，但生长线仍达到釉质表面，称为牙面平行线，呈同心圆状平行于釉牙骨质界。磨耗可使此结构变得不明显。

在新萌出的牙齿的表面上有一层有机薄膜称为釉小皮，结构与上皮下的基板相似，可能是成釉细胞在形成釉质后所分泌的基板物质。牙齿行使咀嚼功能后容易磨去，但在牙颈部仍见残留。

二、牙本质

牙本质（dentin）是包绕在牙髓腔外围，构成牙的主体的矿化组织。牙本质硬而具有弹性，主要由牙本质小管、成牙本质细胞突起和细胞间质所组成。成牙本质细胞胞体位于牙本质周围的牙髓表面，胞质突起于牙本质小管内穿行。牙本质和牙髓由于其胚胎发生和功能上的相互关系密切，两者常合称为牙髓-牙本质复合体。牙本质和釉质的结合形成了稳固的、抗磨耗及抗折裂的结构，并且借根部的牙骨质附着于牙周组织。牙本质与牙骨质和釉质都有特殊的交界。

（一）理化特性

1. 物理特性

新鲜的牙本质呈淡黄色，能透过较透明的釉质使牙冠呈淡黄色，其颜色也与年龄及牙髓活力有关，年龄越大，牙本质越灰暗，死髓牙牙本质为黑灰色。牙本质较釉质软，比骨组织及牙骨质稍硬，努氏硬度值平均约为 68KHN（硬化牙本质约为 80KHN，因龋脱矿和死区的牙本质约为 25KHN）。牙本质因含有较高的有机基质以及牙本质小管内水分的存在使其具有一定的弹性、压缩性和延伸性，可适当缓冲咀嚼时的压力，从而保护了釉质及深部的牙髓组织。牙本质组织结构的多孔性，使其具有良好的渗透力，组织液和牙局部微环境中的许多液体介质和离子可经过牙本质。

2. 化学特性

成熟牙本质重量的 70% 为无机物，有机物为 20%，水为 10%。如按体积计算，无机物、有机物和水分的含量约为 50%、

30% 和 20%。

牙本质无机物的存在形式也为磷灰石晶体，与纯羟磷灰石晶体相比，钙少碳多，其晶体比釉质中小，与骨和牙骨质中的相似。

有机物主要为无定型的基质和胶原纤维构成，胶原纤维中主要为工型胶原，可能在牙本质矿化初期起作用，提供牙本质结构支架，还有少量的V型和Ⅱ型胶原。在发育中的前期牙本质中可见Ⅲ型胶原。大部分胶原与髓腔表面平行。此外还有牙本质磷蛋白、牙本质涎蛋白、牙本质基质蛋白、氨基多糖、生长因子、脂类等。

（二）组织结构

牙本质主要由牙本质小管、成牙本质细胞突起和细胞间质所组成。

1. 牙本质小管

牙本质中的管状细管被称为牙本质小管，贯穿于牙本质全层，内充满了组织液和成牙本质细胞突起。牙本质小管自牙髓表面向釉质牙本质界呈放射状排列，在根尖部及牙尖部小管较直，牙颈部则弯曲呈波浪形，近牙髓端的凸起弯向根尖方向。在横断面上小管大致为圆形，取决于切片的平面。小管近髓端较粗，其直径为3~4pm，越向表面越细，近表面处约为$1\mu m$，且排列疏松。因此牙本质在近髓侧和近表面每单位面积内小管数目之比约为4∶1。

近髓处小管占的面积约为 22%，每平方毫米约含 5 万个小管；外周牙本质中相应的数值为 2.5% 或 2 万 /mm^2。

牙本质小管自牙髓端伸向表面，沿途分出许多侧支，在釉牙本质界处分支最多，可能反映了成牙本质细胞刚形成时的多突起的特点，牙根部牙本质小管的分支数目比冠部多，并常呈祥状，可能与托姆斯颗粒层形成有关。许多分支与邻近小管的侧支互相吻合，形成复杂的网管结构。

2. 牙本质细胞突起

成牙本质细胞的细胞体位于髓腔近牙本质处，呈整齐的单层排列，前端有突起伸入牙本质小管内，该细胞突起即为成牙本质细胞突起，其在行程中分出部分细小分支，与邻近的突起分支相连接，其形态、走向等与牙本质小管主干及分支相吻合。大多数突起呈伸到牙本质小管近髓端 1/3 或 1/2 处，仅少数突起到达釉牙本质界甚至穿过釉牙本质界形成釉梭。在牙体治疗时，窝洞或冠的制备常常破坏成牙本质细胞，因此确定成牙本质细胞突起在小管中的确切位置具有非常重要的意义，可以使临床医师在修复手术中对成牙本质细胞造成的损伤进行评估。

成牙本质细胞突起和牙本质小管之间有一小的空隙，称为成牙本质细胞突周间隙，间隙内含有组织液和少量的有机物，为牙本质物质交换的主要场所。牙本质小管的内壁衬有一层薄的有机膜，称为限制板，含有较高的糖胺聚糖，可调节和阻止牙本质小管矿化。

3. 细胞间质

牙本质的大部分为矿化的间质，主要由基质和胶原纤维组成。基质为钙化的粘连质，胶原纤维较细，主要为Ⅰ型胶原。纤维的排列大部分与牙本质小管垂直而与牙表面平行，彼此交织成网状。

牙本质的细胞间质矿化不均匀，在镜下观察时因矿化程度的差异而有特定名称。

（1）管周牙本质

在镜下观察牙本质的横剖磨片时，可清楚地见到围绕成牙本质细胞突起的间质与其余部分不同，呈环行的透明带，称为管周牙本质，它构成牙本质小管的壁。管周牙本质矿化程度高，含胶原纤维极少。在球间牙本质和近釉牙本质界处的牙本质中无管周牙本质。

在增龄过程中，特别是在根部牙本质，管周牙本质可完全封闭牙本质小管，此时牙本质小管与管间牙本质的反射指数相似，将磨片置于水中，管周牙本质阻塞小管的区域为透明区，而其他牙本质小管内有水进入则不透明。此种透明牙本质的量随年龄增多，并且不受牙的功能和外界刺激的影响。此特点已被法医用于鉴定齿龄。

（2）管间牙本质

除管周牙本质和牙本质小管外，牙本质的细胞间质大部分为矿化的间质即管间牙本质。它构成了牙本质的主体，其矿化程度较管周牙本质低，其内胶原纤维较多，基本上为 I 型胶原。与小管垂直，网状交织。

（3）球间牙本质

牙本质的钙化主要为球形钙化，许多钙质小球相互融合形成矿化的牙本质。当牙本质钙化不良时，钙质小球之间遗留一些未被钙化的间质，此未钙化的区域称为球间牙本质。球间牙本质主要见于牙冠部近釉质牙本质界处，其中仍有牙本质小管通过，但没有管周牙本质结构。在磨片上，球间牙本质易被磨去，由空气取代，故常呈黑色。氟牙症和维生素 D 缺乏时，球间牙本质明显增多。

（4）生长线

牙本质的形成与釉质形成一样，在组织学上就留下了反映其层层形成的痕迹，即牙本质生长线，又称冯·埃布纳（von Ebner）线。此线纹与牙本质小管垂直，呈平行有规律的间隔排列。生长线的间隔即为每天牙本质沉积的厚度，表示牙本质的发育和形成速率的周期性变化。乳牙和第一恒磨牙牙本质中有时也可见一条明显生长线，即新生线，它的形成机制与釉质的新生线相同。

（5）托姆斯颗粒层

托姆斯颗粒层又称颗粒层，在牙纵剖磨片上，可见根部牙本质透明层靠近牙骨质处有一层黑色颗粒状的未矿化区，称为托姆斯颗粒层。其形成的原因，较多人认为是成牙本质细胞突起末端分支多、扭曲成祥状，在磨片制作过程中有机物溶解使空气进入所致。也有人认为是矿化不全所致，相当于小的球间牙本质。

（6）前期牙本质

牙本质一生始终在有序的形成，其形成过程是成牙本质细胞先合成分泌一层基质，然后钙盐沉积形成矿化的牙本质，因此在成牙本质细胞和矿化牙本质之间总有一层尚未矿化的牙本质，称为前期牙本质。在 HE 切片中，它呈淡红色，与矿化牙本质之间的界限较清楚，两者交界处可见不规则钙化小球。厚度为 10~40μm 不等，取决于个体牙本质形成的速度。

（三）增龄变化与反应性变化

牙齿发育完成、萌出之后，牙本质会发生许多与年龄相关的增龄性或与刺激相关的反应性变化。

1. 牙本质的增龄性变化

（1）原发性牙本质

原发性牙本质是指牙发育过程中形成的牙本质。其中最先形成的靠近釉质的部分称为罩牙本质，靠近牙骨质的部分称为透明层，罩牙本质和透明层内侧的牙本质称为髓周牙本质。

（2）继发性牙本质

牙根发育完成，建立咬合关系之后，形成的牙木质称继发性牙本质。这是牙本质最明显的增龄性变化，其结构相似于原发性牙本质，但有区别。牙本质小管数目较少，走行方向与原发性牙本质不同，常呈水平状，与原发性牙本质形成明显的分界线；继发性牙本质是牙本质的一种增龄性的变化，其形成的速度较慢，形成速度与牙所承受的咬合力有关；一般在前磨牙和磨牙中，髓腔顶部及底部的继发性牙本质较侧壁厚。

2. 牙本质的反应性变化

牙齿在人的一生中不断地经过磨耗，常常造成牙本质组织的缺损，当缺损到一定程度后，牙髓牙本质复合体内的形成牙本质的母体细胞会做出一系列的防御和（或）反应性变化，这类变化主要表现为以下三种。

（1）修复性牙本质

各种外界刺激，如龋病、磨损、窝洞制备、修复体和创伤周围的微裂均可使深部的牙本质小管暴露，邻近的成牙本质细胞受刺激后发生变性，牙髓内未分化细胞取代变性细胞而分化为成牙本质细胞，在与其相对应的髓腔壁上形成新的牙本质，以保护牙髓，这种新形成的牙本质称为修复性牙本质。刺激的程度、类型以及牙的发育及成熟状态均对修复性牙本质的形成和结构形成相当大的影响。此类牙本质可以类似继发性牙本质，小管排列规则；也可以有较少的不规则小管；或者小管很少。多数情况下，这部分牙本质的小管与原来的小管间无延续性。由于表现多样，有多种名称：如第三期牙本质、不规则继发牙本质、反应性牙本质、骨样牙本质等。

（2）透明牙本质

管周牙本质不断形成造成的牙本质透明性改变称为透明牙本质。当牙本质在受到磨损或慢性龋等缓慢的刺激后，除了形成上述修复性牙本质外，还可引起牙本质小管内的成牙本质细胞突起发生变性，然后有沉积物封闭小管，使其和周围间质的折光率没有明显差异，在磨片上呈透明状，称为透明牙本质。小管中的沉积物不明确，可能有成牙本质细胞产生的磷灰石晶体，其中有些可能来自于唾液。这种通过矿化而封闭了的牙本质小管，可阻止或缓冲外界的刺激传入牙髓，可认为是机体的一种保护性反应。

（3）死区

各种原因如磨损、龋病或酸蚀等导致牙本质小管暴露时，小管内成牙本质细胞突起逐渐变性、分解，小管内充满空气。在透射光显微镜下观察时，这部分牙本质呈黑色，称为死区。死区的周缘常有透明牙本质围绕，其近髓端则可见修复性牙本质。在正常的牙本质磨片中，由于成牙本质细胞突起的分解，空的小管被空气所充满，也可出现像死区样的变化，但其相对的髓壁上，没有修复性牙本质，注意鉴别。

三、牙髓

牙髓是一种疏松结缔组织，位于牙髓腔内。[①]主要由细胞、细胞间质、神经和血管等组成。从组织结构上可将牙髓分为四层：邻近前期牙本质的一层称为成牙本质细胞层；成牙本质细胞层内侧细胞相对较少的区域为乏细胞层，或称 Weil 层，此层的存在与否决定于牙髓的功能状态，在牙本质形成较快和有修复性牙本质形成的区域可能无此层，此层在牙冠部较明显；乏细胞层内侧细胞密集区为多细胞层；牙髓中央大部分区域细胞分布均匀，称髓核（pulp core），含丰富的血管和神经。

成牙本质细胞胞体紧接前期牙本质排列成一层，细胞顶端发出突起伸入牙本质小管内，所以成牙本质细胞层实际上是由成牙本质细胞胞体构成。不同部位成牙本质细胞的形态不完全一致，在牙冠部成牙本质细胞为高柱状，细胞活性高；到牙根部逐渐变为立方形；接近根尖部细胞呈扁平状，为相对静止状态。成纤维细胞是牙髓中的主要细胞，故又称牙髓细胞。细胞形态为星形或梭形，胞质突起可互相连接，胞体中央有一卵圆形的核，胞质淡染，核染色深。电镜下，成纤维细胞的形态可反映牙髓组织的活性和功能状态，年轻人牙髓中成纤维细胞有丰富的粗面内质网、线粒体及发达的高尔基

[①]马国武. 口腔执业助理医师资格考试应试指导 2019 版 [M]. 北京：中国协和医科大学出版社，2018.

复合体等，说明它有活跃的合成胶原的功能。随着年龄的老化，成纤维细胞中细胞器减少，合成、分泌功能下降。成纤维细胞在创伤修复过程中的作用非常重要，在适当的刺激下如暴露的前期牙本质或炎症细胞释放的生长因子、某些骨形成蛋白、细胞因子或炎症介质的刺激，成纤维细胞可增生、分化为新的成牙本质细胞或成纤维细胞。组织细胞位于小血管及毛细血管的周围，形态不规则，有许多突起，胞核小而圆，染色深。非活动期很难与成纤维细胞相鉴别。组织细胞在炎症时，胞体明显增大，有明显的核仁，胞质内有染色颗粒为其特征。未分化的间充质细胞常位于血管壁处，比成纤维细胞小，但形态相似。此细胞为储备细胞，受刺激时可分化为结缔组织中的任何一种细胞。老年人牙髓中未分化间充质细胞较少，故再生能力差。有人认为未分化的间充质细胞就是成纤维细胞。树突状细胞是近些年来得到证实的牙髓中的细胞。此细胞见于整个牙髓，但主要分布在牙髓中央区的血管周围和牙髓的外周如成牙本质细胞周围。此细胞常含有三个以上的胞质突起，长度可达 50pm，在功能上属于抗原呈递细胞，与牙髓中的淋巴细胞一起，构成牙髓免疫防御系统中重要的组成部分。

牙髓间质中主要为胶原纤维和嗜银纤维，而弹力纤维主要位于较大的血管壁上。牙髓中的胶原纤维主要是由工型和Ⅲ型纤维以55：45 的比例组成。随着年龄的增加，胶原纤维的量逐渐增加，但其构成的比例基本不变。嗜银纤维即网状纤维，为纤细的纤维，主要构成也是Ⅲ型胶原纤维，平常染色不能显示，只有在用银染色时才能显示。在牙本质形成的早期，在牙髓的边缘聚集有粗大的科尔夫纤维束。

牙髓的基质为无定型的胶状粘连质，主要成分是蛋白多糖复合物和糖蛋白，硫酸软骨素A、硫酸软骨素B和透明质酸。蛋白多糖的功能是支持细胞、充盈组织、调节各种细胞的相互作用，影响细胞的粘附、活动性、生长和分化。基质也是一个分子筛，可阻挡大分子蛋白质通过。细胞代谢产物、营养物质和水分可通过细胞和血管间的基质。

牙髓的血管丰富。来自颌骨的牙槽动脉的分支，通过根尖孔进入牙髓，沿牙髓中轴前行，沿途分出小支，在成牙本质细胞层下方形成稠密的毛细血管丛；毛细血管后静脉汇成牙髓静脉与牙髓动脉伴行，出根尖孔转为牙槽静脉。牙髓血管的特点是：管壁薄；动静脉可直接吻合；缺乏侧支循环，仅通过狭小的根尖孔与外界交通。牙髓中最大的动脉直径为 $50\sim100\mu m$，小动脉直径为 $20\sim30\mu m$，末梢动脉直径为 $10\sim15\mu m$，毛细血管直径为 $8\sim10\mu m$，仅见一层内皮细胞。

牙髓淋巴管与血管伴行，起自牙髓表面的淋巴管网，然后汇合成稍大的小淋巴管，出根尖孔与牙周组织淋巴管汇合。前牙的淋巴液引流入颊下淋巴结，后牙的则引流入颌下和颈部深部淋巴结。牙髓的淋巴管在光镜下不易与毛细血管区别。

牙髓内神经丰富。来自牙槽神经的分支，伴随血管自根尖进入牙髓，逐渐分成更细的分支，并在多细胞层附近形成神经网，称为神经壁层。牙髓内的神经大多数是有髓神经，传导痛觉，少数为无髓神经，系交感神经，可调节血管的收缩和舒张。

四、牙骨质

牙骨质（cementum）是覆盖于牙根表面的一种硬的结缔组织，其在解剖学上属于牙体组织，在功能上属于牙周组织。牙骨质的研究是全身硬组织中研究最少的，如对成牙骨质细胞的来源、分化及细胞动力学知之甚少。近年来，随着对牙周病的重视以及技术的进步，对牙骨质的研究开始逐渐深入。

牙骨质是维系牙与牙周组织联系的重要结构，其外表面与牙周韧带相连，其内部牢固地附着于牙本质。主要功能是附着牙周韧带的胶原纤维，建立牙和牙周组织的联系。因此牙骨质是高度反应性的矿化组织，维护牙根的完整性，并参与牙的修复再生。人的牙骨质限于牙根表面分布，而一些食草动物也有分布于牙冠部。

（一）理化特性

1.物理特性

牙骨质呈淡黄色，表面钝圆，无光泽，比牙本质颜色略深；硬度低于牙本质。渗透性较牙本质强，其渗透性随年龄的增加而降低。牙骨质在近牙颈部较薄，为 $10\sim15\mu m$，根尖和磨牙分叉处较厚，为 $50\sim200\mu m$，最厚的区域可超过 $600\mu m$。

2.化学特性

牙骨质中无机物占总重量的 45%~50%，有机物和水占 50%~55%。不同部位的矿化程度有所差别。无机盐的含量与釉质和牙本质相同，主要是钙和磷，并以磷灰石晶体的形式存在。此外，还含有多种微量元素，其中氟的含量较其他矿化组织多，微量元素主要分布于外表面区。

有机物主要是胶原和非胶原蛋白，胶原主要是Ⅰ型胶原，主要为矿化晶体提供支架，还含有少量的Ⅲ型及Ⅲ型胶原，其功能主要是参与牙骨质的矿化。非胶原蛋白与牙骨质的粘附功能有关。

（二）分类

无细胞无纤维牙骨质（AAC）多见于成熟釉质表面。其形态结构只能在电镜下分辨，此种牙骨质比较少见，由于其中无纤维插入且不参与牙及牙周膜的附着，所以无功能意义。

无细胞外源性纤维牙骨质（AEFC）一般位于牙根近冠方的1/3处，含密集排列的胶原纤维，方向与根面垂直。

有细胞混合分层牙骨质（CMSC）为无细胞外源性纤维牙骨质和有细胞固有纤维牙骨质不规则交替沉积形成，通常分布于根分歧及根尖区。含有胶原纤维和外源性穿通纤维。

有细胞固有纤维牙骨质（CIFC）除参与构成有细胞混合分层牙骨质外，还是修复性牙骨质的一种形式。由成牙骨质细胞形成，常常修复牙骨质吸收或缺陷区和根折区，其中不含穿通纤维。

无细胞固有纤维牙骨质（AIFC）是有细胞固有纤维牙骨质的变形，形成于对外力的适应性反应，不含牙骨质细胞。

鉴别牙骨质的类型，对牙骨质的再生有重要意义。因为再生的最终目的是诱导无细胞外源性纤维牙骨质和有细胞混合性纤维牙骨质的形成。在很多情况下，牙周再生尝试的结果是有细胞固有纤维牙骨质的形成，并没有外源性穿通纤维牙骨质的功能。

（三）组织结构

牙骨质的组织结构与密质骨相似，由细胞和矿化的细胞间质组成。但不同于骨的是牙骨质无哈弗氏管，也无神经和血管。

1. 细胞间质

（1）纤维

牙骨质间质内的纤维主要是胶原纤维，由成牙骨质细胞和牙周膜成纤维细胞产生。成牙骨质细胞产生的纤维，与牙根表面平行排列；来自牙周膜的胶原纤维与牙根表面垂直或斜行插入埋于牙骨质，另一端则埋在牙槽骨内。这种埋于牙骨质和牙槽骨内的纤维称为穿通纤维或沙比纤维，其作用是把牙齿固定在牙槽窝内。

（2）基质

基质主要由无机盐和蛋白多糖组成，前者以磷灰石晶体的形式沉积在胶原纤维上形成钙化的基质。牙骨质基质形成层板状结构，间隔为生长线。

2. 细胞

牙骨质内的细胞位于牙骨质基质陷窝中，称为牙骨质细胞，细胞体积较小，胞体呈卵圆形，稍扁，细胞表面有许多胞质突起伸向牙周膜方向，主要作用是从牙周膜中吸取营养，邻近的牙骨质细胞突起可相互吻合。根据牙骨质细胞在间质中的分布状况，牙骨质分为无细胞牙骨质和细胞牙骨质。

（1）无细胞性牙骨质

位于根部牙本质表面，多位于牙颈部到近根尖 1/3 处。该处间质中不含细胞，主要为层板状细胞间质构成。层板结构是牙骨质发育时周期性层层沉积留下的痕迹，在 HE 切片上有紫蓝色间隔线为牙骨质的生长线。

（2）细胞性牙骨质

细胞性牙骨质常位于无细胞性牙骨质的表面，以间质中含有牙骨质细胞为主要特征，在根尖部 1/3 处可以全部为细胞性牙骨质。

3. 釉牙骨质界

釉质和牙骨质在牙颈部相连，一般可观察到三种连接情况，约有 60% 是少量牙骨质覆盖在釉质表面；约 30% 是釉质和牙骨质端端相接；约 10% 左右是釉质和牙骨质分离，该处牙本质暴露，而为牙龈覆盖。在后一种情况下，一旦牙龈萎缩，暴露的牙本质容易发生过敏。

4. 牙本质牙骨质界

牙本质和牙骨质是紧密结合的，光镜观察呈现一较平坦的界线，电镜下可见该处牙本质和牙骨质的胶原纤维互相缠绕。

第二节　牙周组织

牙周组织是牙齿周围支持组织的简称。牙支持组织包括牙龈、牙周膜、牙槽骨和牙骨质，它们共同完成支持牙的功能。

一、牙龈

牙龈是口腔黏膜的一部分,包围和覆盖在牙颈部及牙槽峭表面,呈浅粉红色，质地坚韧，由上皮和固有层组成。下颌舌侧面和口腔前底部分的牙龈与牙槽黏膜相连，有明显的分界线；而上腭的牙龈与硬腭黏膜无明显分界。肉眼观，牙龈可分为游离龈、附着龈和牙间乳头三部分（图 1-1-2）。

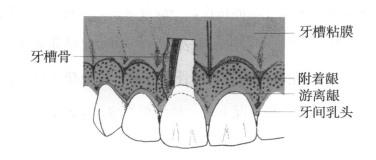

图 1-1-2　牙周组织表面模式图

（一）组织结构

牙龈属于口腔黏膜的一部分，由上皮层和固有层组成，无黏膜下层。牙龈上皮层连同固有层结缔组织将牙龈直接附着在牙体组织上，这种方式称为牙龈结合。

1. 上皮层

牙龈上皮层是覆盖在牙龈、服沟及附着于牙体表面的一层连续的上皮组织，按照部位和功能的不同分别称为牙龈（表面）上皮、龈沟上皮及结合上皮。

（1）牙龈（表面）上皮

双盖干牙龈外表面止干龈缘顶部的上皮。为复层鳞状上皮，表面多为不全角化。上皮钉突多而长，加强了上皮与固有层的结缔组织的连接。牙龈上皮内偶见黑色素细胞，故有时牙龈出现黑色斑块，不影响健康。

（2）龈沟上皮

与越过根缘的牙龈（表面）上皮相延续并覆盖在眼沟表面的上皮组织，构成眼沟的外侧壁。眼沟上皮是复层鳞状上皮，无角化，有上皮钉突，在眼沟底与结合上皮有明显分界。由于龈沟内侧的牙面容易聚集菌斑，眼沟上皮又容易破裂，在其下方的固有层结缔组织内常可见到炎症细胞浸润。

（3）结合上皮

结合上皮是牙龈的上皮附着于牙体表面的一条带状上皮，起自于龈沟底部，向根尖方向延伸，与釉质或牙骨质的表面紧密贴附，也称为上皮附着。在龈沟底部含 15~30 层细胞，向根尖方向细胞层次逐渐减少。结合上皮是无角化的鳞状上皮，无上皮钉突，受到刺激后上皮钉突增生，伸入结缔组织内。结合上皮附着于牙面上的位置与年龄有关，年轻时位于釉质上，随年龄增长逐渐向根方移行，中年以后多在牙骨质上。

结合上皮紧密附着于牙体表面，作为屏障隔离了结缔组织与外界的接触，牙周治疗或制作修复体时应注意保护，不可损伤，避免破坏其与牙体的附着，引发牙周疾病。

2. 固有层

固有层由致密的结缔组织构成，含有丰富的胶原纤维。结缔组织乳头向上突起使局部上皮隆起，隆起部分之间的凹陷处在牙龈表面即为点彩。

牙龈没有黏膜下层，固有层含有多种细胞成分，主要是成纤维细胞，还有少量淋巴细胞、浆细胞和巨噬细胞等。

固有层的胶原纤维集合成束，附着于牙颈部及牙槽骨，呈各种方向排列，使牙龈与深部组织牢固贴合，按照走行可分为五组。

（1）龈牙组

此纤维束一端埋于牙颈部牙骨质，自牙骨质向牙冠方向呈放射状分散于牙龈，止于游离龈和附着龈的固有层，是牙龈纤维中最多的一组。主要功能是牵引牙龈使其与牙紧密结合。

（2）牙槽龈组

此纤维束一端埋于牙槽峭内，自牙槽嵴向牙冠方向展开于牙龈，止于游离龈和附着龈的固有层中。主要功能是使牙龈与牙槽峭牢固连接。

（3）环行组

此束纤维分布于牙颈部周围的游离跟中，呈环行排列。相对其他组，此纤维组较细，且穿插于邻近的其他纤维束之间，有助于游离龈靠近牙体。

（4）牙骨膜组

该束纤维起自牙颈部的牙骨质，越过牙槽骨外侧密质骨骨膜，进入牙槽骨、前庭肌和口底。其功能是将牙向牙槽窝内牵引。

（5）越隔组

此纤维束位于相邻两牙之间，横跨牙槽中隔，连接相邻两牙。存在于牙邻面，起自于牙颈部的牙骨质，呈水平方向越过牙槽峭，止于邻牙牙颈部牙骨质。其功能是保持相邻两牙的接触，阻止其分离。

3. 血管、淋巴管和神经

牙龈的血管来自牙槽动脉分支，包括牙槽骨颊舌侧的骨膜上动脉；牙周膜的血管分支；牙槽中隔动脉。

牙龈含丰富的淋巴管。起自牙龈固有层中的乳头层，汇合成牙槽骨骨膜淋巴网，回流到颏下和下颌下淋巴结中。

牙龈有丰富的神经，在上颌来自上牙槽神经和腭前神经，在下颌来自下牙槽神经和舌神经。

（二）增龄变化

随着年龄的增长，牙龈会向根方退缩，导致牙颈部的牙骨质或牙本质暴露，容易引起楔状缺损、根面龋等疾患；牙间隙处的牙龈退缩会导致食物嵌塞，从而更易生成菌斑，引起邻面龋、牙龈炎，继续发展还有可能引起牙周炎，龈沟和龈谷部位也容易沉积菌斑和牙石，诱发牙龈炎症。牙龈是牙周组织表层的生理性保护屏障，因此防治牙周疾患应首先预防牙龈炎的发生。

二、牙周膜

牙周膜是一种致密的结缔组织，与牙龈的结缔组织相延续。它由纤维、细胞和基质组成，围绕牙根，位于牙骨质和牙槽骨之间。粗大的胶原纤维束将牙牢固地悬吊于牙槽窝内，起到悬韧带的作用，并能承担和调节咬合压力，因此牙周膜也称为牙周韧带。牙周膜正常厚度一般为 0.15~0.38mm，在根中 1/3 处最薄，X 线观察为一环绕牙根的透射间隙，故又称为牙周间隙。前牙的牙周间隙较后牙窄。

（一）组织结构

牙周膜主要由纤维、细胞和基质三部分组成。纤维成分主要包括胶原纤维和弹力纤维。细胞成分非常丰富，包括成纤维细胞、成骨细胞、破骨细胞、成牙骨质细胞、牙周膜干细胞、上皮剩余等。

基质充斥于细胞和纤维束之间，主要由氨基葡聚糖和糖蛋白组成。

1. 纤维

牙周膜的纤维包括胶原纤维和不成熟的弹力纤维，其中主要是胶原纤维。胶原纤维由成纤维细胞合成后聚集成束，按照一定的方向排列，称为主纤维。主纤维束分布在牙周膜中，一端埋入牙骨质，另一端埋入牙槽骨，承担各种方向的压力。被包埋在牙骨质及牙槽骨内的部分称为穿通纤维或沙比纤维。主纤维全长略呈波浪状弯曲，受张力时拉紧，使牙有一定的生理动度。主纤维束之间为疏松的纤维组织，称间隙纤维，牙周膜的血管和神经穿行其中。

（1）牙槽嵴组

纤维起于釉牙骨质界下方的牙骨质，向外下方走行，止于牙槽嵴顶。这组纤维仅存在于牙的唇（颊）、舌（腭）侧，邻而缺如。其功能是将牙向牙槽窝内牵引，对抗侧方力，防止牙齿倾斜。

（2）水平组

在牙槽嵴组的根方，一端埋入牙骨质，另一端埋入牙槽骨中，呈水平方向分布，与牙弓的胎面大致平行。其功能是维持牙直立，并与牙槽嵴组共同对抗侧方力，防止牙齿侧方移动。

（3）斜行组

斜行组是牙周膜中数量最多、力量最强的一组纤维。除牙颈部及根尖区外，均存在斜行组纤维。纤维束起自近牙颈部牙槽突，呈约 45° 走行，附着于近根尖部的牙骨质。其功能是将牙悬吊在牙槽窝内，并将牙承受的咀嚼压力转变为牵引力，均匀地分散到牙槽骨上，使牙能承受较大的咀嚼力。

（4）根尖组

根尖组起于根尖区牙骨质，呈放射状止于根尖周围的牙槽骨，其功能是固定牙根尖，保护进出根尖孔的血管和神经。

（5）根间组

该纤维只存在于多根牙，起自根分叉处的牙槽中隔，止于根分叉处的牙骨质，其功能是防止牙根向冠方移动。

2. 基质

基质是牙周膜的主要组成部分，其中含有氨基葡聚糖、糖蛋白和水。基质填充在细胞、纤维、血管和神经之间，可维持牙周膜的代谢，保持细胞的形态、运动和分化。其中含水量约占 70%，对支持牙齿、承担咀嚼压力起到了重要的缓冲作用。当牙周炎症或外伤时，基质内的组织液会急剧增加。

3. 细胞

（1）成纤维细胞

成纤维细胞是牙周膜中数量最多，功能最重要的细胞。光镜下观察细胞核大，胞质嗜碱性，细胞排列方向与纤维束的长轴平行。

成纤维细胞既能够合成胶原纤维，同时也能吸收降解胶原，而且其形状和运动可根据功能需要发生变化。这种对胶原组织的代谢功能使它在牙周膜的更新和改建中起到至关重要的作用，而这种功能一旦被破坏，牙周膜也将会逐渐丧失支持功能。

（2）成牙骨质细胞

单层排列于邻近牙骨质的牙周膜中，其功能是形成牙骨质。牙骨质形成期细胞近似立方状，静止期则为扁平状。

（3）Malassez 上皮剩余

Malassez 上皮剩是牙根发育过程中上皮根鞘的残余部分，与牙骨质面平行，呈小条索或团块状，常位于邻近牙骨质表面牙周膜纤维间隙中。通常呈静止状态，当受到炎症刺激后，可增殖成为颌骨囊肿或牙源性肿瘤。

（4）成骨细胞

其功能是分泌骨基质，位于新形成的牙槽骨表面，立方状，胞核大，核仁明显，胞质嗜碱性。静止期的成骨细胞为梭形。

（5）破骨细胞

破骨细是一种多核巨细胞，胞核数目不等，体积较大，胞浆嗜酸性，当牙槽骨发生吸收时，在骨吸收处的蚕噬状凹陷处常看到破骨细胞的存在；吸收停止时，破骨细胞消失。在牙骨质吸收时出现的破骨细胞称为破牙骨质细胞。

（6）牙周膜干细胞

牙周膜干细胞也称为未分化的间充质细胞。位于血管周围，具有分化潜能，可进一步分化为成纤维细胞、成骨细胞和成牙骨质细胞。是牙周膜中新生细胞的来源，在牙周膜的修复中起重要作用。

4. 血管和淋巴管

牙周膜含有丰富的血管，来自牙槽动脉的分支，主要有三方面来源：来自牙龈的血管；来自上下牙槽动脉分支进入牙槽骨，再通过固有牙槽骨（筛状板）进入牙周膜；来自上、下牙槽动脉在进入根尖孔前的分支。多方面来源的血管在牙周膜中互相吻合，形成树枝状的血管丛，保证了牙周膜的血液供给。牙周膜的血管分布因部位而异，下颌牙比上颌牙丰富，后牙比前牙丰富。

牙周膜中的淋巴管呈网状分布，与血管伴行，到达根尖部与来自牙髓的淋巴管汇合，注入颌下和颏下淋巴结。因此牙周膜炎症时颌下和颏下淋巴结可增大。

5. 神经

牙周膜有丰富的神经，伴随血管分布。牙周膜的神经纤维多数为感觉神经纤维，神经末梢呈环状、棒状或梭形，也存在游离的末梢。牙周膜的感觉敏锐，其感受器除能感受痛觉、触觉、压力外，还具有本体感觉。因此凡是累及牙周膜的病变，患者均能明确指出患牙位置。

（二）生物学特性

牙周膜的结构与其功能大小密切相关。埋伏牙和经久不用的牙，主纤维失去有规律的功能性排列，牙周膜变薄。当功能增大时，主纤维束粗大并呈良好的功能性排列，牙周膜厚度增加。

（三）增龄变化

牙周膜的结构和厚度会随着年龄的增长而改变。其表现为细胞成分逐渐减少，胶原纤维增多、直径增大；牙周膜厚度变薄。年轻人牙周膜厚度平均为 0.21mm，老年人则为 0.15mm。临床上老年人咀嚼功能多有减退。

三、牙槽骨

牙槽骨是上、下颌骨包围和支持牙根的部分，也称为牙槽突。

牙槽嵴是牙槽骨在冠方的游离端。前牙区牙槽嵴为圆柱状，磨牙区为扁平状。

牙槽窝是牙槽骨上容纳牙根的窝。牙槽中隔：是两牙之间的牙槽骨部分。

（一）组织结构

牙槽骨按解剖部位可分为固有牙槽骨、密质骨和松质骨。固有牙槽骨位于牙根周围与牙周膜相邻，密质骨位于牙槽骨外表面，两者之间是松质骨。

1.固有牙槽骨

固有牙槽骨邻近牙周膜，构成牙槽窝的内壁。因其具有多孔性，又称筛状板。牙周膜的血管和神经穿过小孔进入骨髓腔中。当牙槽骨因炎症或𬌗创伤等开始吸收时，白线模糊、中断或消失，此处是检查牙周健康、诊断疾病的重要标志。

组织学上固有牙槽骨由相互平行的层状骨板构成，且与牙槽窝壁平行。邻近牙周膜的固有牙槽骨包埋了大量来自于牙周膜的穿通纤维，这部分固有牙槽骨称为束骨。松质骨侧的固有牙槽骨由环状骨板和哈弗系统构成，内有神经和血管通过。

2.密质骨

密质骨是牙槽骨的外表部分。不同部位密质骨的厚度不同，上颌牙槽骨的唇面，尤其前牙区密质骨很薄，舌侧则较厚。而下颌密质骨比上颌厚而致密，所以在施行局部麻醉时，在上颌前牙用局部浸润麻醉的效果比下颌好。通常下颌的密质骨，其舌侧骨板比颊侧厚，但磨牙承担的咀嚼压力较大，该区域颊侧骨板也增厚。

3. 松质骨

松质骨位于密质骨和固有牙槽骨之间，由骨小梁和骨髓组成。前牙区松质骨含量少，后牙因其承担的咀嚼力大，支持骨量多，骨小梁粗大致密。骨小梁的排列方向一般与咬合力相适应，两牙间的骨小梁呈水平排列，而根尖周围的骨小梁则为放射状排列。在无功能的牙的周围，骨小梁排列无规律。松质骨中的骨髓在年轻时有造血功能，称为红骨髓，对调节骨形成和骨改建有重要的作用。成年后随着脂肪含量的增多，变为黄骨髓。

（二）生物学特性

牙槽骨是牙周组织，也是全身骨骼系统中代谢和改建最活跃的骨组织，具有高度的可塑性。其生长发育依赖于牙的功能性刺激，可随牙齿的萌出而改建，随牙齿的脱落而吸收。并且牙槽骨的改建还受咬合力的影响，受到侧方压力时，受压侧牙槽骨会吸收，受牵引侧骨质会沉积。基于此特性，临床上可进行错殆畸形的正畸治疗。生理范围内的殆力使吸收和新生保持动态平衡，牙槽骨的高度相对稳定。

（三）增龄变化

随着年龄的增长，牙槽嵴的高度降低，可出现生理性的骨质疏松，骨密度下降，骨的吸收活动大于骨的形成。骨髓被脂肪代替，由红骨髓变为黄骨髓。

第三节 口腔黏膜

口腔黏膜是口腔表面的衬覆组织，前借唇红与唇部皮肤相连，后与咽部黏膜相续。口腔黏膜的结构与皮肤相似，由上皮层和固有层构成。上皮层有角化上皮和非角化上皮两种，固有层由结缔组织构成，起支持营养作用。口腔黏膜的形态结构依所在的部位及功能特点的不同而有所不同。有些上皮经常受摩擦有角化上皮，如硬腭和牙龈黏膜；舌背黏膜与味觉感觉和咀嚼有关，形成结构独特的乳头及味蕾；其他部位主要起衬覆作用，组织疏松，无角化。

一、组织结构

口腔黏膜的组织结构（图 1-1-3）与皮肤基本相似，由上皮层和固有层构成，其中上皮层相当于皮肤的表皮；固有层相当于皮肤的真皮层，但口腔黏膜无皮肤附件。上皮借基底膜与固有层相连，部分黏膜深部还有黏膜下层。

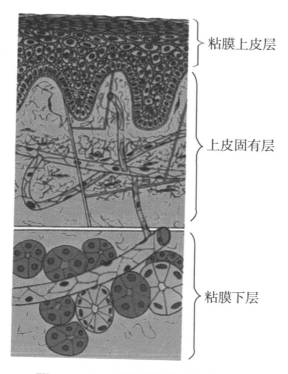

图 1-1-3 口腔黏膜结构模式图

右侧标注（从上到下）：
粘膜上皮层
上皮固有层
粘膜下层

（一）上皮层

口腔黏膜上皮为复层鳞状上皮，依所在口腔内部位和功能的不同，可分为角化和非角化复层鳞状上皮。由角质形成细胞和非角质形成细胞构成，以前者为主组成复层鳞状上皮，后者游离分布。

1.角质细胞

角质细胞在有角化的口腔上皮由四层细胞构成，从表层至深层依次为角化层、颗粒层、棘层和基底层。

（1）角化层

位于上皮最表层，由数层排列紧密的细胞构成。此层细胞无细胞器和细胞核，扁平、体大，细胞质内充满角蛋白，嗜酸性，苏木素 - 伊红染色为均质红染物。此种角化为正角化。如此层细胞中的细胞核浓缩但未消失，则为不全角化。

（2）颗粒层

位于角化层深部，一般由 2~3 层细胞组成。胞质内含嗜碱性透明角质颗粒，染色深，胞核浓缩，细胞核和细胞器有退化倾向。其表面为正角化时，此层明显；表面为不全角化时，此层可不明显。

（3）棘层

位于基底层浅层，此层细胞层次最多。由体积较大的多边形细胞构成，胞核圆形或卵圆形，居中，含 1~2 个核仁。胞质可伸出多而小的棘刺状细胞间桥与相邻细胞相连。

（4）基底层

位于上皮的最深层，为一层立方形或矮柱状细胞借基底膜与固有层结缔组织相连。此层细胞核圆形，染色深。基底细胞和邻近的棘层细胞有增殖能力，补充表层脱落的上皮细胞，故称为生发层。

非角化上皮由四层构成，由表层至深层依次为表层、中间层、棘层和基底层。表层细胞扁平，有细胞核，胞质染色浅，细胞器少；中间层介于表层和棘层之间为过渡层；棘层细胞体积大，细胞间桥不明显；基底层细胞形态同角化上皮。非角化上皮无颗粒层和角化层。

口腔上皮更新是通过深层细胞的分裂并向表层迁移、替代脱落细胞来完成的。

2. 非角质细胞

口腔黏膜上皮内还分布一些非角质细胞，包括黑色素细胞、朗汉斯巨细胞和梅克尔细胞。在普通切片下，它们的胞质不着色，因此称为透明细胞。

（1）黑色素细胞

位于上皮的基底部。牙龈、硬腭、颊和舌常见黑色素沉着。这些部位也是黑色素性病变的好发部位。光镜下黑色素细胞胞质透明，胞核圆形或卵圆形。特殊染色见胞质有树枝状突起伸入基底细胞或棘细胞之间。

（2）朗汉斯巨细胞

多位于棘层，也见于基底层。呈树枝状突起，用于调控上皮细胞的分裂和分化，与抗原呈递和上皮角化亦有密切关系。

（3）梅克尔细胞

位于基底层，常成群分布，为压力或触觉感受细胞。苏木素 - 伊红染色相对角质细胞浅。

（二）固有层

固有层由致密的结缔组织组成。分为乳头层和网状层两个部分。伸入上皮部分称为乳头层，其余部分称网状层。乳头层胶原纤维较细，排列疏松；形态依所在部位略有区别，咀嚼黏膜乳头较长，被覆黏膜网状层较发达。该层对上皮层起支持营养作用。

固有层深面可有黏膜下层，或直接附着在骨膜上。固有层主要细胞有成纤维细胞、巨噬细胞、肥大细胞和炎症细胞。通常成人口腔黏膜的成纤维细胞增殖率较低，但在创伤愈合时或药物刺激下可诱导成纤维细胞数量增加。如苯妥英钠、钙离子通道阻断剂、免疫抑制剂等可以导致牙龈增生。肥大细胞的体积较大，圆形或椭圆形，细胞核相对较小，常分布在血管周围。一些口腔黏膜病时如肉芽肿性唇炎固有层常见较明显的肥大细胞。健康的口腔黏膜的固有层有少量的淋巴细胞和浆细胞，当有炎症时，炎症细胞明显增多。

（三）黏膜下层

黏膜下层为疏松的结缔组织，内含小唾液腺、血管、淋巴管、神经及脂肪组织，主要为固有层提供支持和营养。黏膜下层主要分布在被覆黏膜，在牙龈、硬腭的大部分及舌背无黏膜下层，其固有层与深部的骨或肌直接紧密相连。

二、分类与结构特点

口腔黏膜根据所在部位和功能可分为咀嚼黏膜、被覆黏膜和特殊黏膜三类。

（一）咀嚼黏膜

咀嚼黏膜咀嚼时承受压力和摩擦，包括牙龈和硬腭黏膜。咀嚼黏膜的上皮有角化，正角化时颗粒层明显；不全角化时颗粒层不明显。棘层细胞间桥明显。固有层厚，乳头多而长，胶原纤维束粗大并排列致密。固有层深部可直接附着于骨膜上，形成黏骨膜；也可借黏膜下层与骨膜相连。咀嚼黏膜与深部组织附着牢固，不能移动。

1. 硬腭

腭黏膜由硬腭和软腭两部分组成，前 2/3 为硬腭，后 1/3 为软腭。硬腭黏膜为浅粉色，表面角化层较厚，以正角化为主。固有层有咀嚼黏膜特征。根据有无黏膜下层分为脂肪区、腺区、牙龈区和中间区四部分。脂肪区和腺区有黏膜下层，有很多胶原纤维将脂肪和腺体分成若干大小不一、形状各异的小隔。腺区内的腺体与软腭的腺体连接成一体，为纯黏液腺。牙龈区和中间区无黏膜下层，固有层与骨膜紧密相连（图 1-1-4）。

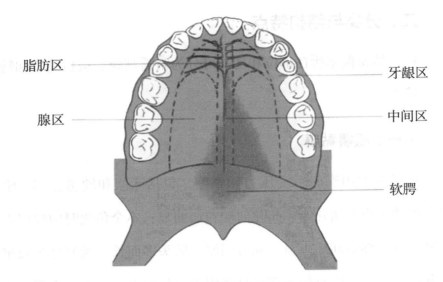

脂肪区 —————

腺区 —————

————— 牙龈区

————— 中间区

————— 软腭

图 1-1-4　硬腭分区模式图

硬腭前正中有切牙乳头，结缔组织致密。硬腭黏膜与软腭黏膜相续，两者分界明显，软腭黏膜无角化，固有层乳头少而短，黏膜下层疏松，含腭腺。

2. 牙龈

牙龈指紧贴于牙颈周围及邻近的牙槽骨上淡红色的结构，由复层扁平上皮及固有层组成。是口腔黏膜的一部分，血管丰富，呈淡红色，坚韧而有弹性，因缺乏黏膜下层，直接与骨膜紧密相连。（详见本书第一章第二节）

（二）被覆黏膜

被覆黏膜覆盖于除咀嚼黏膜和舌背部黏膜以外的口腔黏膜处。

表面光滑，粉红色，无角化。固有层含胶原纤维、弹力纤维和网状纤维。胶原纤维不如咀嚼黏膜粗大，结缔组织乳头较短粗。有疏松的黏膜下层。被覆黏膜富有弹性，有一定的活动度。

1. 唇

唇分为皮肤、黏膜及两者移行部的唇红三部分。唇黏膜上皮为无角化的复层鳞状上皮，中间层较厚，固有层结缔组织致密。乳头短而不规则。黏膜下层较厚，与固有层界限不明显，有小唾液腺、脂肪，深部附着于口轮匝肌。唇红上皮薄、有角化。固有层乳头狭长，几乎可达上皮表面，乳头中多含毛细血管祥。血色可透过表皮使唇部呈朱红色。唇红部黏膜下层无小唾液腺及皮脂腺，容易干裂。唇外侧皮肤表皮有角化，真皮和皮下组织有皮肤附属器。

2. 颊黏膜

颊黏膜的组织结构与唇黏膜相似。结缔组织较致密，黏膜下层较厚，脂肪较多，有颊腺。有时颊黏膜可出现成簇的粟粒样淡黄色颗粒状的异位的皮脂腺，称为福戴斯斑。颊黏膜借黏膜下层附着于颊肌上，咀嚼时无皱褶。口角后方的颊黏膜咬合线区可有轻微角化，称为白线。

3. 口底和舌腹黏膜

口底黏膜较薄，附着于深层组织上。固有层乳头短，黏膜下层含脂筋组织。舌下皱襞处有舌下腺。口底黏膜向下与下颌舌侧牙龈相连，向后与舌腹黏膜相续。舌腹黏膜薄而光滑，上皮无角化，结缔组织乳头多而短。黏膜下层不明显，黏膜紧接舌肌束周围的结缔组织。

4. 软腭黏膜

软腭黏膜与硬腭黏膜相续，色较硬腭深。固有层血管较多，与黏膜下层之间有弹力纤维分隔。黏膜下层有黏液腺。

（三）舌背黏膜

舌背黏膜功能上属于咀嚼黏膜，有一定的延展性。舌背部有许多不同类型的乳头，上皮内有味蕾。舌背黏膜呈粉红色。为复层鳞状上皮，无黏膜下层，固有层有许多舌肌纤维，故舌背黏膜牢固地附着在舌肌上而不易滑动。舌体部舌背黏膜表面有许多小突起，称舌乳头。固有层内有丰富的血管、胶原纤维和弹力纤维。

1. 丝状乳头

数目最多，遍布于舌背，舌尖部最多。乳头体积较小，高1~3mm，尖端多向后倾斜，末端具有毛刷样突起。乳头表面有角化上皮细胞。上皮的浅层细胞经常有角化和剥脱现象。舌苔是由延迟剥脱的角化上皮与食物残渣、唾液、细菌等混杂，附着于乳头表面形成的。丝状乳头萎缩时，舌面光秃。如舌苔剥落使舌背呈地图样时称地图舌。丝状乳头在青年时期最发达，老年渐变平滑（图1-1-5）。

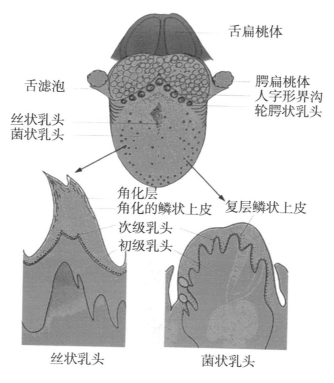

图 1-1-5 舌背及舌乳头模式图

图中标注：舌扁桃体、腭扁桃体、人字形界沟、轮腭状乳头、舌滤泡、丝状乳头、菌状乳头、角化层、角化的鳞状上皮、复层鳞状上皮、次级乳头、初级乳头、丝状乳头、菌状乳头

2. 菌状乳头

数量相对较少，位于舌尖和舌侧缘，分散于丝状乳头之间，色泽较红，呈圆形的头大颈细突起状，高 0.7~1.5mm，直径 0.4~1.0mm，上皮较薄，表层无角化，固有层血管丰富，因而呈红色。有的菌状乳头上皮内有少量味蕾。当多个菌状乳头增生、肿胀、充血时，舌表面似草莓状，称草莓舌。当丝状乳头和菌状乳头都萎缩时，舌面光滑如镜称镜面舌（图 1-1-5）。

3.轮廓乳头

在舌乳头中体积最大，数量最少，有8~12个，沿界沟前方排成一列。乳头呈矮柱状，直径1~3mm，高1~1.5mm，每个乳头的四周均有深沟环绕，轮廓沟外的舌黏膜稍隆起，形成乳头的轮廓结构（图1-1-6）。

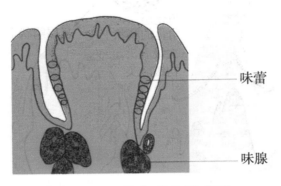

味蕾

味腺

图1-1-6 轮廓乳头模式图

乳头表面上皮有角化，乳头侧壁即轮廓沟壁上皮无角化，其上皮内有许多染色浅的卵圆形小体，为味蕾。轮廓沟底附近的舌肌纤维束间有较多纯浆液腺，即味腺或埃伯纳腺。味腺导管开口于轮廓沟底，其分泌物的冲洗可清除食物残屑，溶解食物，有助于味觉感受器发挥感受作用。

4.叶状乳头

位于舌侧缘后部，此乳头为退化器官，呈5~8条平行排列的皱襞。正常时此乳头不明显，炎症时肿大伴疼痛。

5. 味蕾

味觉感受器，位于上皮内的卵圆形小体。主要分布于轮廓乳头靠近轮廓沟的侧壁上皮，也可见于菌状乳头、软腭、会厌等上皮内。

味蕾是上皮分化的特殊器官。基底部位于基底膜之上，表面由角质形成细胞覆盖，中央形成圆孔即味孔通干口腔（图1-1-7）。光镜下，味蕾的细胞由亮细胞和暗细胞两种细胞构成。前者较粗大，后者较狭长。细胞长轴与上皮表面垂直。近味孔处细胞顶部有味毛，其为细胞质指状突起。味蕾细胞与周围上皮细胞之间由连接复合体封闭。味蕾的功能是感受味觉，依所在位置而有所不同：舌体菌状乳头的味蕾主要感觉甜咸味，叶状乳头处味蕾主要感受酸味，轮廓乳头、软腭及会厌处味蕾主要感受苦味。

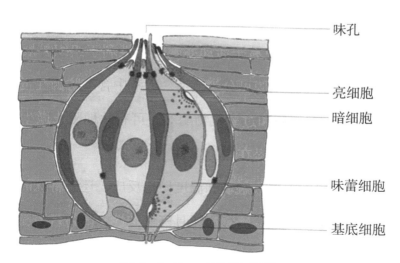

味孔

亮细胞

暗细胞

味蕾细胞

基底细胞

图1-1-7　味蕾模式图

舌根黏膜表面被覆非角化鳞状上皮。黏膜表面可见圆形或卵圆形小突起，称舌滤泡。镜下见每个滤泡含 1 个或 1 个以上的淋巴小结，可含生发中心。多数滤泡中心有一个小凹陷，称舌隐窝。隐究内附复层鳞状上皮，含小唾液腺的开口。舌根部滤泡统称舌扁桃体，与腭扁桃体和咽扁桃体一起构成口咽部淋巴环。

三、功能与增龄变化

（一）口腔黏膜的功能

口腔黏膜具有防御功能、感觉功能和分泌吸收功能。防御功能主要体现在抵抗机械刺激和限制有毒物质和微生物的入侵。咀嚼期间口腔黏膜常承受压力、摩擦力、切力和牵拉力，如硬腭和附着龈黏膜有角化层以抵抗摩擦，并且紧密附着于其下方的骨组织以抵抗切力和压力；颊黏膜易于活动并富有弹性利于组织扩展，从而可缓解牵拉力。口腔黏膜可分泌唾液，唾液中含有防御性蛋白，如 IgA、黏蛋白、溶菌酶和过氧化物酶等，可有效地阻止微生物以及它们的毒性产物和其他潜在威胁。

口腔黏膜可对疼痛、触动和温度做出反应，还有特殊的感觉系统即味觉。在某些方面，感觉功能具有保护性，因为口腔黏膜的感受器能启动吞咽、恶心和流涎等反射。此外口腔黏膜与唾液的分泌及某些药物的渗透性吸收有关。

（二）口腔黏膜的增龄变化

口腔黏膜的组织结构的增龄性变化比较明显。先是上皮萎缩变薄，上皮细胞及细胞核的体积均发生变化。由于上皮钉突变短，使上皮与结缔组织的接触而变平。此外舌背黏膜丝状乳头数量减少，叶状乳头可增生。当维生素 B 营养缺乏时，上述变化更明显。随年龄的增长，固有层结缔组织总量减少，成纤维细胞收缩，胞核变长，胞质减少，胶原纤维裂解，出现玻璃样变，弹力纤维增多；血管变化也较明显，唇和颊可出现血管痣，舌腹静脉可出现怒张，此种改变与患者心血管状态无明显关系；神经末梢的密度降低，味蕾数量减少；黏膜感觉功能下降；上皮和结缔组织的细胞增殖活动和组织更新仍较活跃；黏膜各处的小唾液腺发生明显萎缩，被增生的纤维组织取代。老年患者中，特别是绝经后女性往往出现口干、黏膜烧灼感及味觉异常。

第四节　唾液腺

涎腺是导管开口于口腔黏膜的外分泌腺，其分泌物唾液由腺泡产生经导管系统排入口腔，故涎腺又称唾液腺。除腮腺、下颌下腺、舌下腺三对大涎腺外，还有很多分布于口腔黏膜固有层和黏膜下层的小涎腺，分别按其所在部位命名为唇腺、颊腺、腭腺、舌腺、磨牙后腺等。

一、组织结构

涎腺由实质和间质两部分组成，实质即由分泌单位、皮脂腺和肌上皮细胞组成。分泌单位包括腺泡和导管系统。导管系统由闰管、分泌管和排泄管三部分组成，闰管和分泌管位于腺小叶内，排泄管主要位于小叶间结缔组织中。

（一）分泌单位

腺泡连接于导管末端，是由数个腺泡细胞围成的球形和管球形结构。中央形成腺泡腔，开口与闰管相连。腺泡的外面有带突起的肌上皮细胞分布，再向外有薄层基底膜包绕。根据腺泡的结构和分泌物性质的不同，分为浆液性腺泡、黏液性腺泡和混合性腺泡三种类型。

1. 浆液性腺泡

由浆液细胞构成，呈球形。分泌物较稀薄，含唾液淀粉酶和少量黏液也称之为浆黏液细胞。

光镜下，浆液性腺泡多为圆形，常见不到明显的腺腔。浆液性细胞多呈锥体形，基底部较宽，紧附干基膜上，顶端向着腺腔内，胞质弱嗜碱性，含数量不等的 PAS 阳性的分泌颗粒。胞核为圆形，染色较深，位于基底部 1/3 处。当细胞分泌时，分泌颗粒减少，同时细胞体积变小，胞核增大，核仁明显。电镜下，浆液性细胞的排列具有明显的极性。细胞核靠近基板，在近腔面的胞质中，分布蛋白质合成相关的细胞器，如粗面内质网、高尔基体，以及线粒体等。蛋白质合成在粗面内质网的核糖体处，进入内质网的囊内，再转运至高尔基体进行糖基化，进入小泡中形成分泌颗粒。不成熟的分泌颗粒电子密度低，向腺泡腔移动过程中逐渐变为高电子密度，再分泌至腺腔。线粒体提供合成及分泌过程的能量。静止的细胞含大量的分泌颗粒，进食引起的唾液外流可使颗粒急剧减少。

2. 黏液性腺泡

由黏液细胞构成，呈管状。分泌物为蛋白质与大量碳水化合物形成的黏液，酶成分较少。光镜下，黏液细胞呈三角形或锥体形。胞质内含丰富的黏原颗粒，在固定及染色过程中，黏原颗粒常被破坏，故染色明显浅于浆液性腺泡，易于识别。胞质呈絮状，弱嗜碱性，阿辛蓝、黏液卡红和 PAS 染色阳性。胞核多因受压呈扁梭形，位于细胞基底部。电镜下，黏液细胞内含有较多的高尔基复合体，表明碳水化合物合成较旺盛。粗面内质网和线粒体等细胞器主要集中在细胞的底部和侧面，不如浆液细胞显著。细胞内充满透明的分泌颗粒，比浆液细胞颗粒大，且形状不规则。此颗粒聚集在细胞顶端，通过饱吐方式释放到细胞外推入腺泡腔内。

3. 混合性腺泡

由黏液细胞和浆液细胞共同组成。混合性腺泡中主要是黏液细胞，与闰管相接；浆液细胞呈新月状覆盖于腺泡的盲端表面，故名半月板。一般认为，浆液细胞的分泌物通过细胞间小管排入腺泡腔内。

肌上皮细胞是带突起的树枝状细胞，位于腺泡和小导管的腺上皮与基膜之间，通常每个腺泡有 1~3 个肌上皮细胞。光镜下，细胞体小，形态扁平，发出 4~8 支分支状突起，该突起呈放射状包绕着腺泡表面，形似篮子，所以也称篮细胞。电镜下，仅见散在分布的线粒体与粗面内质网，高尔基复合体通常位于核周部分，微吞噬小泡位于胞浆膜内侧，有时可见脂滴。在腺泡周围，肌上皮细胞的突起位于细胞表面的沟内，腺泡的外形仍为平滑的。围绕闰管的肌上皮细胞细长，纵向沿导管走行，突起较短，位于细胞表面。

（二）导管系统

涎腺导管系统由闰管、分泌管和排泄管构成。闰管直接与腺泡连接，再导入分泌管，两者均位于腺小叶内，排泄管与分泌管相连，走行于小叶间结缔组织，最后汇入总排泄管。

1. 闰管

闰管是导管系统最细小的终末分支部分，连接腺泡与分泌管。闰管的长短不一，若黏液细胞多则闰管较短；黏液细胞少，则闰管较长。如腮腺中闰管较长，比较容易观察，而舌下腺的闰管则短而不易见。在纯黏液腺中，其腺泡直接与排泄管的远端小管相连。

光镜下，闰管细胞体积小，为矮柱状或立方形，胞质少，弱嗜碱性，胞核圆形且较大，位于细胞中央。电镜下，闰管细胞形态一致，细胞间有桥粒连接。基底部胞质内有少量粗面内质网，顶部胞质内可见中等大小的高尔基复合体，偶有分泌颗粒。在基膜与闰管细胞之间可见肌上皮细胞闰管细胞可发挥干细胞作用，根据需要可分化为腺泡细胞、肌上皮细胞及分泌管细胞。

2. 分泌管

分泌管与闰管相连，管径较粗，管壁由单层柱状细胞组成，胞质丰富，强嗜酸性。胞核圆形，位于细胞中央或近基底部。在细胞基底部的胞质中，有垂直于基底膜的纵纹，故分泌管又称纹管。电镜下，近腔面胞质中含滑面内质网、游离核糖体、溶酶体等；胞核周围有少量粗面内质网和高尔基复合体，腔面处有短的微线毛，细胞间有桥粒连接。在上皮细胞基底面，细胞膜向内折，形成许多垂直的皱褶，皱褶内胞质中含大量垂直排列的线粒体，这一结构特点构成了光学显微镜下所见的纵纹，与肾小管类似。分泌管的结构特点决定其具有转运电解质和水的功能。

当腺泡的分泌物流经分泌管时，上皮细胞能主动吸钠排钾并转运水，改变唾液的量和渗透压。此吸收与排泌功能受肾上腺皮质分泌的醛固酮等激素的调节，而细胞底部的折叠与密集的线粒体则起到钠泵作用。

3. 排泄管

排泄管与分泌管相连，起始于小叶内，出小叶后穿行于小叶间结缔组织中，称小叶间导管。排泄管管径较大，管壁细胞呈柱状，排列较整齐，胞质淡染；近基底膜处为基底细胞，体积小，排列稀疏，即所谓储备细胞，可能发挥干细胞的作用。各小叶间的排泄管最后汇集成更大的总排泄管，其上皮逐渐变为复层鳞状上皮，与口腔黏膜上皮融合后形成开口。在黏液聚集、慢性炎症，尤其是有结石的情况下，排泄管上皮可化生为纤毛柱状上皮、复层鳞状上皮和黏液细胞。排泄管也参与唾液的离子转运、渗透压改变的过程。

二、分布与组织学特点

（一）腮腺

腮腺是涎腺中最大者，分深浅两叶，其间有面神经穿过。深叶位于下颌后凹，浅叶位于外耳前方的皮下。腮腺分泌物通过腮腺导管排出。沿腮腺导管有时还可见副腮腺。在成年人，此导管开口于上颌第二磨牙相对应的颊黏膜上，开口处呈乳头状。

腮腺属于纯浆液腺，腺泡部分全部是浆液性腺泡。腮腺闰管长，有分支；分泌管多，染色浅，与深色的腺泡形成鲜明的对照。但在新生儿腮腺中可见少量黏液细胞。

在腮腺组织内常见淋巴组织，尤其是小的淋巴结经常出现在被膜内，少数淋巴结的髓质内出现导管和腺泡样结构。有时呈壳样的淋巴组织包绕在腮腺腺叶外围。颈上区淋巴结的髓质内含有涎腺组织，与胚胎期涎腺围绕颈静脉淋巴囊发育可能有关。这也是涎腺发生良性淋巴上皮病变、Warthin 瘤和恶性淋巴瘤的组织学基础。在腮腺闰管与分泌管交接处，存在典型的皮脂腺结构或含脂肪之导管上皮细胞团；在大导管上皮细胞间亦见有少数含黏液的杯状细胞，此细胞因腺体慢性炎症而增多。

（二）下颌下腺

下颌下腺包绕着下颌舌骨肌的后缘，腺体大部分位于颌下三角内，但是也有一部分在下颌舌骨肌游离缘的后上方。下颌下腺主导管向前行走，开口于舌系带两侧的肉串。

下颌下腺是以浆液性腺泡为主的混合腺，并有少数黏液性腺泡和混合性腺泡。混合性腺泡外周所覆盖的新月形浆液细胞比较小而少。电镜下，下颌下腺浆液性细胞较腮腺者小，底部和侧面细胞膜有许多折叠，与相邻细胞的折叠呈指状交叉。此外，闰管比腮腺短，难以辨认，而分泌管则比腮腺长。淋巴组织常弥散在下颌下腺导管周围的间质中。皮脂腺亦见于下颌下腺，但较腮腺少。

（三）舌下腺

舌下腺是三对大涎腺中最小的一对，杏仁状，位于口底黏膜和下颌舌骨肌之间，由一对较大和若干个较小的腺体组成。通过舌下腺主导管开口于下颌下腺导管，也偶有直接开口于口腔者。较小的舌下腺其导管或与舌下腺主导管联合，有的与下颌下腺导管联合，或开口在舌下皱襞处。

舌下腺是一种以黏液性腺泡占主要部分的混合性腺体，纯浆液细胞极少，只见于混合性腺泡的新月形细胞群中。阅管和分泌管发育不良，腺泡可直接连接于排泄管的远侧小管。

（四）小涎腺

小涎腺位于黏膜固有层和黏膜下层，其中包括唇腺、颊腺、腭、舌腭腺、舌腺和磨牙后腺等。唇腺、颊腺、磨牙后腺均是以黏液性腺泡为主的混合性腺体。

唇腺、颊腺及磨牙后腺属于混合性腺，以黏液细胞为主。唇腺的浆细胞能分泌大量 IgA，并与腺细胞分泌的分泌片结合形成分泌型 IgA，是唾液中分泌型 IgA 的主要来源，具有免疫作用。此外，唇腺活体组织检查也是诊断舍格伦综合征的简单有效的方法。

纯黏液腺包括舌腭腺、腭腺。舌腭腺位于舌腭皱襞的咽部，但也可从舌下腺后部延伸至软腭。腭腺位于硬腭的腺区、软腭和腭垂

（悬雍垂）处。

舌腺可分成几组。舌前腺以黏液性腺泡为主，仅有少数混合腺泡，位于舌腹面舌系带两侧近舌尖处黏膜下；轮廓乳头环沟下方的味腺是纯浆液腺，位于轮廓乳头下方的舌肌纤维之间，导管开口在轮廓乳头的沟内和叶状乳头之间的沟内。舌根部和舌边缘区有舌后腺，是纯黏液腺；小涎腺主要的分布部位是在唇、颊、腭、舌、磨牙后区等处。因此，这些部位也是黏液囊肿和涎腺肿瘤的好发部位。

三、功能与增龄变化

（一）涎腺的功能

涎腺最主要的功能是产生和分泌唾液。正常情况下，唾液一天的分泌量为 1000~1500ml，其中水分占 99% 以上。唾液中含有无机离子、有机物、酶、凝血因子等。

唾液 pH 值在 6.7~7.4 之间波动。唾液的主要功能为消化食物，此外尚有润滑、保护、缓冲、机械清洗及抗菌作用。

1. 消化功能

唾液的消化功能首先是通过咀嚼运动加工食物，混合唾液形成食团，为胃肠道进一步消化做准备。唾液中的味觉素不仅对味蕾的发育和成熟至关重要，而且它又是一种锌结合蛋白，而锌对于维持味觉功能具有重要作用。

唾液中主要的消化酶是 α - 淀粉酶，主要由浆液细胞产生。舌下腺的浆液细胞产生脂肪溶解酶，三酰甘油在胃内分解为甘油二酯和脂肪酸时，这种脂肪溶解酶起协同作用。

2. 润滑、保护和防御功能

唾液中的黏蛋白和富脯氨酸蛋白能选择性地吸附于口腔黏膜和釉质表面，形成一层良好的保护屏障抵御外来的毒性刺激和微小创伤；又因其具有润滑性和高黏性，使口腔黏膜不受牙损伤及粗糙食物的摩擦，并能自由运动，便于咀嚼、吞咽和发音。唾液有一定的流速和液体张力，能够起到机械冲刷作用，将无黏附性的细菌和食物碎屑冲走，还清除了口腔中的糖，限制了产酸菌对糖的利用。人唾液中尚存在低浓度的上皮生长因子，具有促进口腔黏膜和上消化道创伤的修复作用。

唾液的缓冲作用有赖于碳酸根离子和磷酸根离子。一方面，可改变菌斑内的 pH 值，起保护釉质、抑制脱矿作用，从而减少龋病的发生；另一方面，它使一些致病菌失去了理想的生长环境，不能形成菌斑。

唾液中含有脂蛋白凝血激酶，因此血液与唾液混合后，凝血时间将缩短。

3. 抗菌功能

唾液内至少有以下四种蛋白质可抑制微生物生长，从而预防口腔内感染。第一种是溶菌酶，它可水解革兰阳性菌细胞壁上的黏多糖或黏多肽的某些成分，使细菌对溶解作用敏感，因而具有抗菌特性。第二种是腺泡细胞分泌的过氧化酶，它同硫氰酸盐的氧化产物一同作用能使细菌蛋白中的硫醇基氧化而抑制细菌生长。第三种是乳铁蛋白，它能增强抗体对微生物的抑制作用。第四种是免疫球蛋白，主要是 IgA，同细菌和病毒发生凝集反应，结合与黏附有关的细菌抗原，或作用于细菌代谢关键的酶，在黏膜的局部免疫中起重要作用。

4. 内分泌功能

在腮腺分泌管上皮细胞的分泌题粒中，可能含有一种蛋白质类内分泌素——腮腺素。它不仅能维持腮腺的正常分泌活动，而且对骨、软骨、牙等的正常发育和钙化有一定促进作用。它还可以促进间质生长，刺激牙本质钙化，降低血清钙，使循环血细胞数量增多，提高骨髓温度等。

在下颌下腺纹管细胞胞质内，存在某些内分泌素或具有药物作用的活性物质，如表皮生长因子和神经生长因子。表皮生长因子可影响牙的萌出和上皮的角化，神经生长因子可刺激交感神经节细胞的生长。上述因子仅见于啮齿类动物涎腺组织。此外还有肾素、血管舒缓素和高血糖素样蛋白，后两者见于人的下颌下腺。

（二）涎腺的增龄变化

正常情况下，唾液一天的分泌量为 1000~1500ml。随着年龄的增长，唾液流量将明显地减少，成分也发生明显变化，致使唾液黏稠。这些变化的组织学基础是因为腺泡细胞的变性和萎缩，导管细胞增生并且扩张，腺实质为纤维结缔组织和脂肪组织取代，且随年龄增长而逐渐加重，间质纤维性变以及炎细胞浸润等。

涎腺增龄性变化还表现为导管上皮的黏液细胞化生、大嗜酸粒细胞化生和鳞状上皮化生。发生广泛性大嗜酸粒细胞化生称为大嗜酸粒细胞增多症。临床上还可见大嗜酸粒细胞瘤或嗜酸性腺瘤，此瘤亦多见于老年妇女。

第五节　颞下颌关节

一、组织结构

颞下颌关节（图 1-1-8）位于颞骨与下颌骨之间，由颞骨的关节窝和关节结节、下颌骨髁状突、两骨之间的关节盘、包绕于四周的关节囊、关节韧带及营养关节的血管、神经等组织构成。

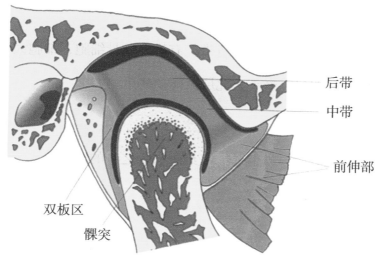

图 1-1-8　颞下颌关节模式图

图中标注：后带、中带、前伸部、双板区、髁突

（一）下颌骨髁状突

活体髁突表面由关节软骨（纤维软骨）覆盖，根据结构的不同，由表及里一般可分四层。

1. 纤维层

由致密、规则的胶原纤维组成。其中有少量成纤维细胞，细胞核致密，较小。随年龄增长，此层的细胞成分逐渐减少。

2. 增殖层

结构较疏松，纤维少，细胞多。细胞大小不一，形态各异，核着色较浅，可见有丝分裂象；此层是髁状突软骨的生长和形成中心，在关节面的改建和修复中起重要作用。老年人此层不很清晰。

3.肥大层

为一富含胶原纤维的软骨带。有许多软骨细胞，细胞大而圆，分界清晰，核明显。老年人此层极薄，甚至消失。

4.钙化层

为钙化的软骨，为髁突覆盖组织与骨之间的联系。

（二）颞骨关节窝

颞骨关节窝形似三角，其顶部与颅中窝之间仅有薄骨板相隔；关节窝的后内侧壁与外耳道、中耳紧密相邻，幼儿期仅由一层软组织相隔；关节窝前为关节结节。该结节在婴儿出生时是平的，此后由于多种口腔功能的需要，而逐渐生长发育成突起。

关节窝和关节结节表面，均有一薄层骨密质覆盖下方的松质骨，骨的排列方向与骨表面垂直。

（三）关节盘

关节盘介于髁突和关节窝之间，呈卵圆形。由致密的纤维组成。其内外径大于前后径，周缘厚而中间薄，上面前凹后凸，下面形凹，似帽状覆盖于髁突上。矢状切面观呈 S 形，冠状切面观呈盘状。从前向后分为前带、中间带、后带及双板区。

关节盘是维持 TMJ 功能的一个重要结构，其纤维构成能够有效承担分散复杂下颌运动带来的压力和剪切力。从解剖角度来看，关节盘的双凹形结构能够有效地调节两凸起的关节面在运动中的相互关系。另外，关节盘前方的翼外肌上头和双板区上层粗大的弹性纤维，形成一对功能平衡装置，能够有效地控制静止和运动状态下，盘与骨结构中间的正确位置关系。

1. 前带

前带内外径宽而前后径窄，由前后方向排列的胶原纤维组成，纤维间有血管和神经分布，前方及下面均有滑膜覆盖。前带前方分别与关节囊和关节结节前斜面的骨膜以及髁突颈前部相连，即颞前附着和下颌前附着，末端移行至关节囊和翼外肌上头肌腱。

2. 中间带

中间带是关节盘最薄处，无血管及神经分布，位于关节结节后斜面和髁突前斜面之间。主要由前后方向致密排列的胶原纤维和弹力纤维组成，另有内外走行的胶原纤维致密排列，同时有较多的垂直纤维，使得中间带的强度得以加强。此处为关节负重区，是关节盘穿孔的好发部位。

3. 后带

后带介于髁突横嵴与关节窝顶之间。为关节盘最厚处，以胶原纤维和弹力纤维为主，但纤维方向不定，无血管和神经。

4. 双板区

双板区位于后带的后方，分上板和下板。上板向后外上附着，由胶原纤维和粗大的弹力纤维构成，与关节囊融合，止于鼓鳞裂和岩鳞裂，即颞后附着。上板后外侧分布粗大的弹力纤维与翼外肌上头前内侧附着相对抗。下板较薄，主要由胶原纤维组成，止于髁突后斜面的下缘，称为下颌后附着。上、下板之间的空隙充满着含有大量血管神经的疏松结缔组织和脂肪组织。

（四）关节囊

关节囊是包绕关节及关节结节的致密结缔组织。关节囊的上前方附着于关节结节顶的前方。上后方附着于鳞鼓裂。前内方与翼外肌上头筋膜融合，外侧附着于颧弓、关节窝的边缘和关节后结节。内侧止于蝶骨嵴，下方止于髁突顶部。

关节囊既结实又灵活，可能是因为其既含有胶原纤维，又含有弹性纤维的缘故。

关节囊内壁衬以滑膜，滑膜通过分泌滑液来润滑关节，以减少运动过程中的摩擦；同时也有营养关节软骨和关节盘的作用。滑液的主要成分为透明质酸和细胞。发生滑膜炎时，滑膜上可见大量新生血管，滑液中心的细胞成分也增多。

（五）滑膜

一般衬在关节囊的内表面，尤其是窟窿部及后上面。滑膜表面有绒毛和皱折，向关节腔内突出。随年龄增长和受到病理性损伤时，皱折数量增加。滑膜通常为两层结构。

1. 内膜层

通常有 1~4 层滑膜细胞构成。电镜下，滑膜细胞可分为 A 型与 B 型。

2. 内膜下层

含有血管、成纤维细胞、巨噬细胞、干细胞和脂肪的疏松结缔组织，与关节囊、纤维组织融合。

二、TMJ 的血管、神经分布

TMJ 的主要动脉供应是颌内动脉的关节深支和颞浅动脉。

翼静脉丛与关节内面有密切关系。关节囊，特别是关节后附着，有丰富的血管丝，并有大的血管分支进入双板区，双板区疏松结缔组织中血管丰富，静脉交织成网关节囊，前部有来自翼外肌的血管分布。上述血管进入关节盘后，在其上下表面形成毛细血管网，成为关节盘血液供应的主要来源。滑膜中有毛细血管，与滑液分泌有关，但关节盘中无血管分布。

TMJ 的神经主要来自耳颞神经的关节分支、咬肌神经和颞深后神经，游离神经末梢仅分布在关节囊和关节盘的周缘，而关节盘中心无神经。由于人类关节囊有丰富的游离神经末梢，因此对疼痛非常敏感。在关节囊，还可见少量皮下神经终末器官（即 Ruffini 小体）、环层小体和高尔基肌腱小体。

第二章　口腔疾病的种类

本章一共从六个方面对口腔疾病的种类进行详细的阐述，分别是牙齿发育异常、根尖周炎、颌骨及关节病、龋病与口腔黏膜病、牙髓病与牙周组织病、涎腺病与口腔颌面部囊肿。

第一节　牙齿发育异常

牙齿的发育异常指牙齿在发育期间由于内在或外界因素影响，而发生的数目异常、形态异常、结构异常及萌出异常等。发生的时间可以在出生前亦可在出生之后。

引起牙齿异常的因素可分为遗传性因素及非遗传性因素。在遗传性因素方面目前已知一些全身性发育性疾病常会导致牙齿发生相应的异常疾病。非遗传性因素方面常见有感染、外伤、化学药物中毒及内分泌功能紊乱、全身营养缺乏等。有些病例牙齿发育异常的原因非常复杂，常为多因素致病，混杂了上述各种病因导致的综合影响。

一、牙数目异常与形态异常

（一）牙数目异常

1. 缺失牙

缺失牙是指先天性的缺少一个牙或多个牙，包括少牙和无牙。

少牙常见于恒牙列，多为对称性发生，常见于上下颌第三磨牙，其次见于上颌侧切牙和上下颌第二前磨牙。乳牙的先天性缺失较少见，但常会导致相应的恒牙亦无法形成。少牙的病因不清，多认为与家族性的遗传因素有关。

无牙可以是单颌或双颌牙列的完全缺失。较罕见，常为全身性发育异常的局部表现。

2. 多生牙

多生牙亦称额外牙，指比正常牙列多的牙。常发生于恒牙列，乳牙列少见。

多生牙常见于上颌前牙区，其次发生于磨牙区和下颌前磨牙区。在上颌中切牙之间的多生牙亦称为正中牙，大都为圆锥状牙冠、牙根较短。副磨牙位于上颌磨牙旁，颊侧或腭侧位。远中磨牙位于第三磨牙远中。附加牙为形态上类似正常牙的多生牙，形态上一般较正常牙小。

（二）牙形态异常

牙形态异常可累及牙冠、牙根或者两者同时累及。主要包括双生牙、融合牙、结合牙、畸形舌侧尖、畸形中央尖、牙内陷、釉珠及巨牙、小牙等，下面逐一论述。

1. 双生牙、融合牙、结合牙

牙胚发育过程中，由于各种原因可出现两牙结合在一起的形态异常。牙形态异常可累及牙冠、牙根，或两者均累及。最常见于上颌恒侧切牙，有时可合并牙内陷。

（1）双生牙

为单个牙胚分裂不完全形成的牙，有两个牙冠，但常共有一个牙根和根管。但在牙列中的牙的数目一般正常。

（2）融合牙

指两个分别发育的牙胚联合导致两牙融合，两牙的牙本质相连。牙列中牙的数目有减少。

（3）结合牙

两颗牙沿根面经牙骨质结合，但牙本质不融合。此点为与融合牙的鉴别。

2. 畸形舌侧尖

畸形舌侧尖又称指状舌尖、鹰爪尖。常见于前牙舌隆突上的圆锥型突起，从釉牙骨质界向切缘延伸至少一半的距离。多见于恒牙列上颌切牙，发生于乳牙列者罕见。在舌侧尖与下面牙面的融合处可有较深的发育沟。舌侧尖内常有延伸的牙髓组织，易磨损，引起牙髓病及根尖周病。

3. 畸形中央尖

畸形中央尖指牙胎面由中央窝处长出的额外牙尖。常见于下颌前磨牙，对称发生。额外牙尖内常有伸入的牙髓，磨损后常导致非龋病因素的牙根尖病变。

4. 牙内陷

牙内陷是指有釉质覆盖的牙冠或牙根表面出现较深的凹陷，可分为牙冠内陷和牙根内陷。

牙冠内陷亦称畸形舌侧窝，指牙的舌侧窝呈囊状深陷，常发生于上颌侧切牙。由于囊状深陷的底部釉质层常较薄弱，特殊的结构易造成食物的滞留、不易清洁进而引起龋病、牙髓病等一系列继发病症。

5. 釉珠

为异位釉质的一种，常见于牙根分叉处的牙骨质表面或近釉牙骨质界，呈半球样结构，可以全部由釉质构成，也可含有少量的牙本质和牙髓组织。釉珠常见于上颌磨牙，其次见于下颌磨牙，乳牙亦可发生。

6. 巨牙、小牙

在正常牙列范围内，超过正常牙的称为巨牙，小于正常牙的称为小牙。

累及整个牙列的巨牙症比较罕见，常发生于全身性系统性疾病中，如脑垂体功能亢进、松果体增生等。个别牙巨牙症有报道与半面过度增生有关，牙列中有个别牙明显较大，常单侧发生。

研究表明牙大小异常常和牙数目异常同时存在。小牙与少牙相关；巨牙常和多生牙相关。另外男性巨牙、多牙多见；女性小牙、少牙发生较多。

二、牙结构异常

（一）釉质结构异常

釉质的发育分为两个阶段，第一阶段为分泌期；第二阶段为成熟期；致病因素影响分泌期的称为釉质形成不全；影响成熟期的称为釉质矿化不全。两者可单独发生，亦可同时存在，统称为釉质发育不全。

釉质形成不全是指在釉质形成过程中，成釉细胞受致病因素影响发生变化不能正常产生釉基质，但已产生的基质可正常矿化。临床表现为釉质表面有窝状、沟状凹陷，或整个釉质层厚度降低。磨片显示，釉柱数量减少，方向异常，有些可无釉柱。

釉质矿化不全指成釉细胞釉质基质分泌正常而矿化成熟障碍，常无实质性缺损。临床表现为白色不透光，牙萌出后有色素沉着。

釉质形成不全和釉质矿化不全多与下列因素相关：一是全身因素，包括先天性的因素如感染风疹、梅毒；新生儿溶血病、低钙血症及一些儿童慢性病如先天性心脏病、胃肠道和内分泌疾病等，另外维生素 D 缺乏也可导致疾病的发生。二是局部因素，主要包括感染、创伤、放射性治疗等。三是遗传因素，主要有釉质形成缺陷症、外胚层发育不良综合征和 Down 综合征等。本节主要提及局部因素引起的 Turner 牙和全身因素引起的先天性梅毒牙和氟牙症，及遗传性因素引起的釉质形成缺陷症。

1. Turner 牙

Turner 牙是指与乳牙有关的感染或创伤引起的继生恒牙成釉细胞的损伤，导致继生恒牙釉质形成不全或矿化不全。常发生于上颌恒切牙及上、下颌前磨牙。

2. 先天性梅毒牙

先天性梅毒牙是指在牙发育期，牙滤泡受到梅毒螺旋体的感染，导致牙囊发生慢性炎症直至纤维化，发育中的牙胚受到挤压，成釉细胞增生突入牙乳头中，从而造成牙冠形态异常。临床上将病变切牙称为哈钦森牙；切缘狭窄，中间常有一新月形凹陷或深的裂隙；将病变的第一恒磨牙称为桑葚牙；牙尖缩窄，咬合而及牙冠近咬合面 1/3 表面有许多颗粒状细小的釉质球团，呈桑葚状。桑葚牙同时可伴有牙本质发育障碍。

3. 氟牙症

氟牙症亦称斑釉牙、氟斑牙，是指牙齿发育阶段摄入过量的氟而导致的一类特殊的釉质结构异常。摄入过量氟的原因常见为饮用水中氟含量超标（高于百万分之一）。

氟是维持人体生命必需的微量元素之一，也是牙和骨骼正常发育不可缺少的元素，牙釉质形成时期，过量的氟可以使成釉细胞发生肿胀变性和剥离，氟离子更易取代钙磷离子与釉质结合形成氟磷灰石，造成釉质的矿化异常。由于氟牙症表层釉质呈多孔性，易于吸附外来色素，如锰、铁化合物而产生氟斑。过多的氟只有在牙齿发育矿化期进入机体才能发生氟牙症，因此在 6、7 岁之前长期居住在饮水中氟含量高的地区，常会导致氟牙症。

氟牙症临床表现的特点是在同一时期萌出的釉质上有白垩色到褐色的斑块，严重者还并发有釉质的实质缺损。临床上常按其轻、中、重度而分为白垩型（轻度）、着色型（中度）和缺损型（重度）三种类型。其中，白垩型（轻度）有白垩色条纹或不规则散布的小面积不透明区，但整个面积不超过牙面的 1/2；着色型（中度）牙形态无变化，但上述所见常累及牙面全部，牙面有广泛着色，呈茶褐色；缺损型（重度）釉质具有严重发育不全，常有表面形态的改变并伴广泛着色；其颜色可自棕色至灰黑色不等。

4. 釉质形成缺陷症

为遗传性的釉质发育异常，多为常染色体显性遗传。临床表现为矿化不全或基质形成不全，或两者兼而有之。在同一遗传家族内部，亦可有不同的表型呈现。

（二）牙本质结构异常

牙本质结构异常大多有遗传性特征。同时一些影响钙的代谢和钙化环境的因素及一些全身性的因素都会导致异常牙本质的发生。本节主要论述遗传性乳光牙本质，亦称牙本质形成缺陷症Ⅱ型，多为常染色显性遗传性疾病。乳牙、恒牙均可累及。男女无差异。

人眼观察的时候，初萌时牙外形正常，但由于该牙的釉质层容易剥脱，牙本质暴露后牙齿显著磨损。牙体颜色由初萌时的琥珀样外观，逐渐变半透明，最终呈灰色或棕色。

镜下观察的时候釉质结构基本正常，近釉质的罩牙本质结构正常，但其余牙本质结构改变；表现为牙本质小管数目减少，排列紊乱，形态不规则，有些区域可能完全没有牙本质小管。球间牙本质增多，髓腔表面可见不典型成牙本质细胞，少数由于牙本质形成较快，被包埋于牙本质的基质里，同时由于牙本质在髓腔面不断形成，使髓腔变窄直至消失。

三、牙其他异常

（一）牙萌出与脱落异常

牙的萌出有较固定的时间和次序，如在萌出过程中，受到某些因素影响，则会导致萌出异常。

1. 早萌

常见于胎生牙和新生牙。胎生牙为出生时即已萌出的牙。新生牙为出生后 30 天内萌出的牙。早萌常见于下颌乳中切牙。其他部位少见，恒牙列的普遍早萌可见于生长激素过度分泌、甲状腺功能亢进等内分泌异常。

2. 迟萌

牙齿迟萌指牙齿萌出的时间滞后于正常萌出的时间。分为乳牙迟萌和恒牙迟萌两类。

（1）乳牙迟萌

一般情况下与全身性因素如佝偻病、甲状腺功能低下、营养缺乏、良性脆骨症等有关。

（2）恒牙迟萌

恒牙迟萌一般和乳牙病变、早失、滞留有关，最常见上颌中切牙萌出迟缓。可能由于上颌乳切牙过早脱落，儿童习惯牙龈咀嚼，使局部牙龈角化增生，坚韧肥厚，使牙齿萌出困难。另外乳磨牙、乳尖牙早失等各种原因造成间隙缩窄使恒牙萌出困难而迟萌。一些全身因素如颅骨锁骨发育不全、先天性甲状腺分泌减少症等也会导致恒牙迟萌。

3. 过早脱落

常见于龋病及其后遗症、慢性牙周病等。一些过早脱落与特殊性疾病相关，如低磷酸酯酶症、遗传性掌跖过角化症、青春期前牙周炎等

4. 乳牙滞留

指乳牙在应脱落的时间内没有脱落，常与继生恒牙的缺失和移位有关。全乳牙列的滞留常与系统性疾病相关，如颅骨锁骨发育不全症。

5. 牙阻生

常指超过正常的萌出时间仍未萌出，或仅部分萌出。常对称性发生，最常见于第三恒磨牙，下颌前磨牙、上颌尖牙也可发生，乳牙列罕见。阻生的常见原因为牙胚位置异常、牙弓中位置缺乏、多

生牙、囊肿、肿瘤等。

（二）牙齿变色

由于牙体组织的特殊结构，许多内在和外在的因素都会影响牙齿的颜色，临床上依据变色的原因将牙齿变色分为外源性着色和内源性着色。

1.外源性着色

外源性着色常是由于细菌、烟草、茶、咖啡、牙龈出血等因素造成。近年来医源性的因素逐渐出现，如银汞的使用，可使一些年轻患者的牙呈黑灰色；含铁、碘的药物可使牙齿变黑；氯己定（洗必泰）可使牙齿近龈缘邻接处变成黄棕色。

2.内源性着色

正常的牙体由于特殊的组织结构会使牙齿呈现出乳白色或淡黄色，如果牙体组织结构发生改变或厚度发生改变，都会使牙齿的颜色发生变化。如氟牙症、釉质形成不全症、牙本质形成不全症等；另外在牙体组织形成过程中，易受到一些色素的影响，与之结合造成牙体的变色，如四环素沉积、高胆红色血症、先天性卟啉症等。

四环素牙初萌时呈亮黄色，暴露于光线后四环素逐渐氧化，牙体渐呈灰黑色或棕黄色，镜下可见四环素色素沉积在牙本质中，沿牙本质生长线分布。紫外线下，显示为明亮的黄色荧光。四环素牙变色的程度取决于服用药物的时间和剂量。胚胎 29 周到胎儿出生之间母体服用四环素族药物可使乳牙变色；从出生至 8 岁间的儿童服用四环素族药物会引起恒牙变色。近年来，由于认识的不断提高和药物的更新换代，年轻一代中四环素牙已较少发现。

第二节　根尖周炎

根尖周炎指发生于牙根尖周组织的炎症性疾病，常继发于牙髓病；依据病理特征常作如下分类：急性根尖周炎，包括急性浆液性根尖周炎和急性化脓性根尖周炎；慢性根尖周炎，包括根尖肉芽肿、慢性根尖脓肿、根尖周囊肿。

一、急性根尖周炎

急性根尖周炎是从根尖周牙周膜有浆液性炎症反应到根尖周组织的化性炎症的一系列反应过程，症状由轻到重，病变范围由小到大，是一个连续过程。[①]急性根尖周炎可直接由急性牙髓炎向根尖周扩展而来，但更常见的是慢性根尖周炎的急性发作。

患牙疼痛不敢咬合。病变早期，由于炎性渗出，局部压力增高，患牙有浮出感和早接触，咀嚼疼痛，随着脓肿的逐渐形成，疼痛加剧，为自发性、持续性、搏动性痛。但不受温度变化的影响，且能

---

① 迟艳侠.五官科常见疾病综合诊疗 [M].北京：中国纺织出版社，2020.

准确定位，这与牙髓炎不同。当脓液穿破牙槽骨集聚在骨膜下时，由于骨膜致密坚韧，张力大，疼痛达最高峰，此时常伴有全身不适、发热、白细胞增多，引流区淋巴结增大、疼痛等症状。脓液一旦穿破骨膜，疼痛立即缓解。此时，患者面部红肿、疼痛。上颌牙根尖脓肿常波及眼眶简案，下颌牙根尖脓肿波及面下份、颌下、颈部。若累及深部间隙可出现疼痛加重、张口受限等。检查可发现患牙常有深龋，牙体变色和失去光泽，对叩诊极度敏感。根尖区相应黏膜红肿，黏膜或皮下脓肿形成时扪之有波动感。脓液一旦穿破黏膜或皮肤排脓后，疼痛明显缓解。急性根尖周炎的根尖部改变不明显或仅有牙周间隙增宽，围绕根尖周的骨硬板不如正常清楚。若为慢性根尖周炎的急性发作，则可见根尖部牙槽骨破坏的透射影像。

早期，根尖周的牙周膜血管扩张充血，浆液渗出，组织水肿，随炎症进一步发展，大量中性粒细胞游出，局部组织坏死，中性粒细胞释放出各种酶将坏死组织液化，形成脓肿，炎症向邻近骨髓腔扩展，产生局限性的牙槽突骨髓炎，在临床上称急性牙槽脓肿。脓肿中心为坏死液化的组织和脓细胞，周围有大量中性粒细胞围绕，边缘区可见淋巴细胞、浆细胞、巨噬细胞等，邻近的骨髓腔和牙周膜可见血管扩张充血和炎细胞浸润。聚积在根尖周的脓液有以下自然引流途径：脓液通过颊（唇）侧或舌（腭）侧牙槽骨形成骨膜下脓肿；穿破骨膜到达黏膜下或皮下，形成黏膜下或皮下脓肿；穿破黏膜或皮肤排出，形成经久不愈的眼窦管或皮窦管。突破口的位置与牙根所处的位置有关。下颌由于唇颊侧骨壁较薄，因此脓液多穿过此壁在口腔前庭形成黏膜下脓肿，破溃后形成龈窦管。

根尖孔大、根管畅通者，脓液经根管从龋洞排脓，这种情况对组织损伤较轻。牙周炎患者，脓液沿牙周间隙经牙周袋（或龈沟）排脓，这种情况对牙周膜破坏严重，常导致牙松动脱落。

二、慢性根尖周炎

指由于根管内的感染或病原刺激物长期缓慢刺激而导致根尖周组织的慢性炎症反应，多表现为增生为主的炎症。常分为慢性根尖肉芽肿、慢性根尖脓肿和根尖囊肿。

（一）慢性根尖脓肿

慢性根尖脓肿又称慢性牙槽脓肿，可以由急性牙槽脓肿经处理或自行穿破引流后未彻底治疗所致，或由根尖肉芽肿发展而来。

多无明显的自觉症状，部分患者有咀嚼不适或咀嚼痛。有窦管形成者可见患牙相对应的黏膜或皮肤上有肉芽状外观的窦口，时有脓液排出。检查时患牙轻叩痛。

根尖区牙周膜内脓肿形成，脓肿中央为坏死液化组织和脓细胞，脓肿外周为炎性肉芽组织，其中散在中性粒细胞、淋巴细胞、浆细胞、巨噬细胞和新生的毛细血管，肉芽外周有纤维组织包绕。

根尖牙骨质和牙槽骨有吸收破坏，邻近的牙周膜和骨髓腔内可见血管扩张充血，散在慢性炎细胞浸润。

若拔除患牙，可见根尖有污秽的脓性分泌物粘附，根尖粗糙不平。脓液穿破牙槽骨及黏膜或皮肤，形成龈窦管或皮窦管。窦壁有复层鳞状上皮衬里，上皮可来自 Malassez 上皮剩余，也可由口腔黏膜或皮肤经窦口长入。上皮下结缔组织水肿，其中有大量炎症细胞浸润和增生扩张的毛细血管。

（二）慢性根尖肉芽肿

根尖肉芽肿是指与死髓牙根尖区相连的炎性肉芽组织。它可能是炎性牙髓或坏死牙髓感染扩散，经根尖孔轻微缓慢刺激根尖周组织，表现为以增生为主的炎症，部分病例由急慢性根尖周脓肿转变而来。是慢性根尖周炎的主要病变类型。

患牙多有深龋或由于牙髓坏死致牙变色和失去光泽，咀嚼乏力或不适，偶有疼痛。多数无明显症状。早期根尖区牙周间隙增宽，病程长、肉芽肿大者则呈现根尖区界限清楚的圆形透射影像，周围有薄层阻射的硬骨缘，此表示根尖周病变进行缓慢或处于稳定状态。但也有部分病例透射影边界不清，这与根尖周其他疾病不易区别。

镜下观察根尖区可见增生的肉芽组织团块，周界清楚，主要由新生的毛细血管、成纤维细胞和浸润的各类炎症细胞构成，炎症细胞包括淋巴细胞、浆细胞、巨噬细胞和中性粒细胞。毛细血管内皮细胞增生肿胀,巨噬细胞吞噬脂质后形成泡沫细胞。可见含铁血黄素和胆固醇晶体沉积。胆固醇晶体在制片过程中被有机溶剂溶解而呈现针状透明裂隙,并可引起多核巨细胞反应。

根尖肉芽肿内可见增生上皮团或上皮条索,相互交织呈网状,这些上皮来源于:Malassez上皮剩余;经窦道口长入的口腔上皮;牙周袋袋壁上皮;来自呼吸道上皮,此见于病变与上颌窦相通的病例。

根尖肉芽肿的发展变化:根尖肉芽肿病变可保持相对稳定状态,维持较长时间,但常常可随机体抵抗力和刺激因素的强弱而变化。

第一,机体抵抗力增强而病原刺激较弱时,肉芽组织纤维成分增多,牙槽骨和根尖牙骨质吸收暂停或出现修复,使病变缩小。当机体抵抗力下降而病原刺激增强时,则炎症加重,浸润炎症细胞增多,破骨细胞被激活,牙槽骨及根尖牙骨质出现吸收,病变范围增大。

第二,根尖肉芽肿也可随条件变化而急性发作,严重者肉芽肿中心发生液化坏死,发展成急性牙槽脓肿,此时可出现急性牙槽脓肿的症状,并在相应的根尖区牙龈上形成眼窦管,引流后也可形成慢性牙槽脓肿。因此,临床上常出现反复疼痛、肿胀的病史。

第三,上皮性根尖肉芽肿,可通过以下方式转化成根尖囊肿:①增生的上皮团中心部分由于营养障碍、液化变性、渗透压增高吸引周围组织液，使发展成囊肿增生的上皮被覆脓腔，当炎症减轻后转变成囊肿。②被增生的上皮包裹的炎性肉芽组织也可发生退变坏死形成囊肿。③肉芽肿转变为牙槽脓肿时，脓肿壁内的上皮增生并覆盖整个脓腔，待炎症减轻后变成囊肿。

第四，另有部分年轻患者，抵抗力强，在轻微低毒刺激下，炎症减轻，肉芽肿中纤维增加，病恋范围缩小，吸收的牙槽骨重新沉积，骨小梁增粗，髓腔缩小，骨密度增大，髓腔中纤维组织增生，散在慢性炎细胞浸润。同时，吸收后根尖牙骨质也出现修复，过度沉积，出现牙骨质增生变厚。

（三）根尖囊肿

根尖囊肿是颌骨内最常见的牙源性囊肿，通常继发于根尖脓肿或根尖肉芽肿。

根尖囊肿常和一死髓牙相连，多无自觉症状。由于牙髓已坏死，牙体无光泽，呈黄色或灰色。囊肿大小不等，平均 1~2cm，大者可达鸡蛋大。较大的囊肿常致颌骨膨胀，骨密质变薄，压迫邻牙使其牙根吸收或引起邻牙松动移位。

根尖囊肿由衬里上皮、纤维囊壁和囊内容物构成。上皮为无角化的复层鳞状上皮，个别与上颌窦相通的囊肿可见假复层纤毛柱状上皮。上皮衬里厚薄不均，有不规则上皮钉突形成，外为纤维囊壁环绕。纤维囊壁和上皮衬里常伴炎症细胞浸润，主要为淋巴细胞、浆细胞和少量中性粒细胞。炎症细胞浸润密集区上皮，衬里被破坏且不连续。受炎症刺激，上皮衬里的上皮钉突向纤维囊壁内呈网状增生。

囊壁内可有含铁血黄素和胆固醇晶体沉积。胆固醇晶体在制片过程中被有机溶剂溶解而留下针形裂隙，晶体周围常出现多核巨细胞反应。若穿刺检查，抽吸的囊液中可有发光物质，囊液涂片镜下观察可见胆固醇晶体。

囊液呈棕黄色透明状，也可呈较黏稠或半流体状。主要成分为水分、电解质、蛋白和少许角质，免疫球蛋白水平较高。由于囊液中含蛋白，使囊腔内渗透压增高，周围组织液渗入其中，使囊液增加，囊肿逐渐增大。有时衬里上皮和纤维囊壁内可见透明小体，呈弓形、环状、发夹状或棒状，均质、嗜酸染色。可能为出血的缘故或上皮的产物。

第三节　颌骨及关节病

一、颌骨骨髓炎

颌骨骨髓炎是由细菌感染或物理、化学因素使颌骨的骨膜、骨皮质、骨髓及骨髓腔内的血管、神经等组织产生的炎性病变。感染病原菌多数以化脓性细菌为主，如金黄色葡萄球菌、溶血性链球菌等，少数由结核杆菌等引起特异性炎症。

（一）急性化脓性颌骨骨髓炎

急性化脓性颌骨骨髓炎多由牙源性感染引起，如急、慢性根尖周炎、智牙冠周炎等；其次为颌骨外伤引起；血源性感染多发生于婴幼儿。

多见于青少年，下颌骨多于上颌骨。起病急骤，疼痛剧烈，早期感染局限，可出现牙痛，病变发展很快，短期内可出现多个牙松动。晚期炎症向周围扩散引起颌周蜂窝织炎，导致颌面肿胀，若侵犯咀嚼肌可出现张口受限。病变发生在下颌骨者可压迫神经引起下唇麻木，发生在上颌骨者可并发上颌窦炎。全身症状明显，可出现发热、白细胞增高，区域淋巴结增大，严重者可引发败血症或颅内感染。

初期骨髓腔内的血管充血扩张，组织水肿，大量中性粒细胞浸润，继而组织坏死溶解形成脓肿。如果炎症在骨内扩散，脓肿的存在引起骨髓腔的压力增加，血管栓塞，导致骨的营养障碍，发生骨坏死。

（二）慢性化脓性颌骨骨髓炎

慢性化脓性颌骨骨髓炎多数是由急性化脓性颌骨骨髓炎转化而

来，或毒力弱的细菌感染引起。

下颌磨牙区好发，病程较长，全身症状不明显，主要表现为患部疼痛、肿胀，程度较急性化脓性颌骨骨髓炎轻，相应部位可有炎症浸润块，还可伴不同程度的张口受限。皮肤和黏膜可见瘘管，当瘘管堵塞时，炎症可急性发作。如果死骨形成广泛，可导致病理性骨折。

主要病理变化为被炎性肉芽组织或纤维组织包裹的死骨形成，死骨表现为骨细胞消失，骨陷窝空虚，骨小梁周围缺乏成骨细胞。病变周围可见成纤维细胞及毛细血管增生伴有淋巴细胞、浆细胞等浸润。死骨摘除后，纤维组织增生活跃，分化出成骨细胞形成反应性新骨。

（三）慢性骨髓炎伴增生性骨膜炎

慢性骨髓炎伴增生性骨膜炎又称为 Garre 骨髓炎，是一种以骨皮质、骨膜增生为主的慢性炎症。多由于根尖周炎、牙周炎或拔牙创感染的持续存在，通过感染的密质骨刺激骨膜，导致骨膜下反应性新骨形成。

好发于青少年，下颌后部为好发部位。病程发展缓慢，表现为无痛性颌骨肿胀，质地坚硬。

本病的特点为骨膜下有反应性新骨形成。在密质骨的表面新生骨小梁相互平行，而与骨面垂直，周围有成骨细胞围绕。骨小梁之间纤维结缔组织内有淋巴细胞核浆细胞浸润。

（四）慢性局灶性硬化性骨髓炎

慢性局灶性硬化性骨髓炎又称致密性骨炎，是轻度感染引发骨的局灶性反应，多与慢性根尖周炎有关，属于慢性刺激的防御反应。对健康无影响。

青年人多见，多发生于下颌第一磨牙根尖区，患者一般无症状。

病变区骨小梁致密，骨髓腔狭小，腔内含疏松的纤维结缔组织。可见少量淋巴细胞浸润。有时仅有一团致密骨团，无骨髓腔和成骨细胞。

（五）结核性颌骨骨髓炎

结核性骨髓炎是由结核杆菌引起，常继发于身体其他部位的结核病，如肺部的结核杆菌通过血行侵入颌骨；口腔黏膜的结核病灶直接侵犯；开放性龋洞、拔牙创侵入颌骨。

多见于儿童，上、下颌骨均可发生。常伴发一般化脓性感染，其临床表现类似于慢性化脓性骨髓炎。经血行感染者可形成广泛的颌骨病变，易发生病理性骨折。波及骨外者可形成冷脓肿或突破黏膜形成瘘管。

镜下可见由上皮样细胞、朗汉斯巨细胞及淋巴细胞等聚集形成结节状的肉芽组织，中央发生干酪样坏死，周围纤维组织增生，有时可见死骨形成。若病变侵犯软组织则发生液化变性形成结核冷脓肿。

（六）放射性颌骨骨髓炎

颌骨放射性骨髓炎又称为放射性骨坏死，是头颈部恶性肿瘤放射治疗的严重并发症，一般认为放射剂量为 60Gy 以上与放射性骨坏死的发生有一定关系，儿童较成人更为敏感。

对于放射性骨坏死的病因及发病机制主要有三种学说：放射、创伤和感染学说，其核心是小动脉损害理论，即小动脉在照射后发生狭窄性内膜炎和周围炎，引起局部血液循环障碍，骨细胞活力逐渐丧失，同时因创伤而导致细菌侵入，引起骨组织的感染、坏死。骨损害学说，照射后骨细胞较血管损伤严重，放射线对骨细胞的直接作用导致骨坏死的发生，而血管变化引起的局部血液循环障碍，只是加重和延长了骨细胞的病理损害。三低学说，是指照射后局部组织缺氧、细胞和血管成分明显减少，使骨代偿功能降低。总之，放射性骨坏死是由于照射导致的局部循环障碍、骨和骨髓内的各种细胞变性、坏死和骨组织的修复能力低下或丧失而引起。

本病发病过程较缓慢，多在放疗后 0.5~3 年之间发病。往往在拔牙或局部损伤后发生创口不愈。表现为局部间断性疼痛，有时出现深部组织持续性剧痛，开口受限，牙龈和周围软组织发生蜂窝织炎，有瘘管形成，口臭明显。死骨逐渐暴露但不易分离。全身症状可表现为衰弱、消瘦、贫血等。

病变主要是骨的变性和坏死，可继发细菌感染。密质骨的变化比松质骨变化更为明显。密质骨在早期表现为层板骨纹理结构粗糙，部分骨细胞消失，骨陷窝空虚，并可见微裂。后期层板骨结构消失或断裂，骨细胞大部分消失，形成死骨。松质骨小梁萎缩，偶见骨微裂，但骨小梁边缘仍可见骨的沉积线。骨髓组织有不同程度的纤维化和炎症细胞浸润。变性骨周围可见大量破骨细胞和成骨细胞。

二、颞下颌关节疾病

（一）颞下颌关节紊乱病

颞下颌关节紊乱病并非指单一疾病，而是累及颞下颌关节和咀嚼肌系统的一组疾病的总称，在颞下颌关节疾病中最多见。该病病因尚未完全清楚，一般认为主要与精神因素有关。

颞下颌关节紊乱病的发展可有三个阶段：功能紊乱阶段；结构紊乱阶段；关节器质性破坏阶段，这三个阶段一般显示了疾病的早期、中期和后期。该病病程长，并经常反复发作，但其有自限性，一般不发生关节强直。其临床表现有以下三个主要特征。第一，下颌运动异常：通常为开口受限，开口型偏斜。第二，疼痛：主要表现在开口和咀嚼运动时关节区或关节周围肌群的疼痛。一般无自发痛。第三，弹响和杂音：下颌运动时可有弹响音、破碎音、摩擦音。

关节盘和髁状突软骨表现为退行性改变。肉眼观，关节盘穿孔多发生在双板区，而关节盘局部变薄多发生于后带。镜下见关节盘的胶原纤维玻璃样变性，溶解断裂并形成裂隙；前带和中带胶原纤维排列紊乱，行走无定向；中带及后带软骨细胞增多，细胞较大，且后带有新生的毛细血管长入；双板区纤维细胞增多，血管减少，出现纤维化，并可出现病理钙化。

髁突软骨的表面出现胶原纤维间水肿、松解，形成大小不一的纵裂和横裂，软骨可沿横裂剥脱，使关节而不平滑。严重时可全层剥脱，髁突骨细胞消失，骨陷窝空虚，骨纹理明显，骨小梁出现不规则的微裂，甚至崩解。

（二）骨关节病

骨关节病又称骨关节炎，是关节组织的退行性病变，病因不明，分为原发性和继发性两种类型。原发性：多为老年人，属于增龄性病变，关节过度的运动为主要原因。继发性：多由颞下颌关节紊乱病发展而来。常见于40岁以下女性。

女性多，早期无症状，后期类似颞下颌关节紊乱病的症状。

镜下见，早期关节软骨退行性变，表现为纤维性变，软骨裂隙，剥脱消失后可见下方骨质暴露。部分骨质增生呈刺状或唇样突起。

第四节 龋病与口腔黏膜病

一、龋病

龋病是一种牙体硬组织的感染性疾病，是指由于细菌等多种因素的作用，使得牙体无机晶体溶解破坏和有机物分解崩溃，从而导致牙体硬组织的缺损的一类疾病。

龋病是一种常见的多发病，任何种族、年龄和性别皆可罹患，它在口腔疾病中的发病率占首位。龋的发病率因民族、地区、年龄和性别的不同而有差异，在老年人中患龋率较高可能与根龋的发病率增高有关。随着生活水平的提高，精制食物和糖的摄入增加可能是患龋率增高的主要原因，而文明程度和口腔预防水平的提高则有助于控制龋病的发生。

（一）龋病病因

龋病是在牙萌出之后才发生的。它好发于后牙的拾面窝沟、前后牙的邻接面、前牙唇面和后牙颊面的颈部等部位。老年人由于牙龈萎缩，在暴露的牙根颈部也易发生龋。这是由于在上述部位常有食物残渣滞留，并易于堆积菌斑，细菌代谢产生的酸，使牙表面脱矿而发展为龋。

龋的病变过程一般进展缓慢，早期仅见釉质表面呈白垩色病损区，常伴有棕褐色色素沉着，此时表面可粗糙，但无明显症状，因此容易被忽视。病变进一步发展，釉质由于脱矿、崩解而出现龋洞，可引起疼痛。当龋洞发展波及深部组织可引起牙髓病、根尖周病及颌骨疾病等。

（二）龋病发病机制

1. 酸原学说

由 Miller 于 1889 年系统地提出。这一学说的主要论点：口腔微生物通过分泌酶或自身代谢碳水化合物而产生一系列的有机酸；存在于牙表面的碳水化合物是细菌代谢的主要底物；牙釉质被细菌代谢所产生的酸溶解，而牙本质则可在无机矿物盐溶解后，细菌分泌的蛋白溶解酶进一步破坏牙本质有机基质，最终形成龋洞。

Miller 的学说首次提到了引起幅的三个基本要素，即能产酸和分解蛋白质的口腔微生物及其所产生的酸、细菌代谢所必需的碳水化合物底物以及龋发生的对象——牙体硬组织。这为日后新的龋发病学说的提出奠定了良好的基础。然而，Miller 酸原学说的局限性在于他未能指出特异的致龋菌群。此外，也未能阐明微生物在牙面上存在的形式，从而不能解释釉质平滑面龋损形成的原因。

2. 蛋白溶解学说

这是 Gottlieb 等（1947）基于早期组织学的观察所提出的一种学说。它认为龋的发生首先是由于口腔内细菌产生蛋白溶解酶破坏釉质中的釉板等有机物含量丰富的部位，继而产酸性细菌产酸使无机晶体发生溶解，于是发生了龋。蛋白溶解学说似乎为釉质表层下脱矿和早期龋时有机物相对集中部位的破坏较明显这一形态学改变提供了解释，然而一些学者的研究并不支持这一学说。

3. 三联因素学说

由于酸原学说、蛋白溶解学说和蛋白溶解－螯合学说还无法完整地解释龋发生和发展的全过程，在 20 世纪 60 年代初，Keyes 等在前人研究的基础上加以补充，提出了"三联因素"学说。其基本论点是：由细菌（菌斑）、食物（糖）和宿主（牙）三个主要因素相互作用产生的，即精制的食物和（或）蔗糖进入口腔后，经过细菌作用产生酸，酸在牙抗龋力降低时，可便牙脱矿而形成龋。

4. 四联因素学说

四联因素学说强调细菌、菌斑、宿主和食物是龋发生的必要条件，以上因素的相互作用是一个慢性过程，菌斑中的致龋菌利用食物中碳水化合物产酸，使局部微环境的 pH 值降低，这种低 pH 值状态必须维持一定时间才能形成龋。因此 20 世纪 70 年代，有学者提出三联因素必须在时间因素的基础上才能完美解释龋病，即四联因素学说，这种学说目前已被广泛接受。

（三）龋齿的分类

临床上根据病变所累及的牙组织可分为釉质龋、牙本质龋及牙骨质龋；后者主要发生于老年人暴露的牙根面。

釉质龋按其发生的部位又可区分为窝沟龋和平滑面龋，它们分别发生在牙的胎面点隙裂沟处和牙的邻面。根据龋发展的速度可将其分为急性龋、慢性龋和静止龋等。

1. 急性龋

又称猖獗龋，此病进展过程较快，常在短期内引起全口牙或多数牙发生龋。龋坏组织往往较软而湿润，呈浅黄或灰白色。多见于青少年、某些系统性疾病以及头颈部放疗后的患者，主要因其唾液分泌大量减少而导致局部抵抗力的明显下降。

2. 慢性龋

病变进展缓慢，通常成年或老年人的龋属于此类。龋坏组织相对较硬，呈棕褐色或棕黑色。由于进展缓慢，病损相对应的髓腔侧往往可形成一定量的修复性牙本质。

3. 静止龋

静止龋是指龋在进展过程中，速度逐渐变慢，最终呈静止状态者。通常可见于乳磨牙或第一、二恒磨牙。发生在窝沟处者，常由于咀嚼食物将龋损表面的腐败软化组织逐渐磨去；发生在邻面者可由于邻牙拔除，龋损区暴露，经刷牙冲洗或咀嚼食物时的自洁作用，使表面腐败软化牙本质和（或）牙骨质除去，因致龋因素消除使龋损停止发展。静止龋外形呈浅碟状，外口大而浅。由于唾液中矿物盐及色素逐渐沉积于表面而呈棕褐色、质硬。显微镜下观察，浅凹表面的牙本质小管呈整齐的断面，表面可再矿化，在相对应的髓腔侧则有修复性牙本质形成。

根据龋累及牙体组织的程度，临床上曾将其分为浅龋、中龋和深龋。不过这种分类对临床治疗无太大意义，现已较少使用。

二、口腔黏膜病

口腔黏膜病是指发生在口腔黏膜软组织中的疾病，其种类繁多，主要为局部性病变，也有一些是全身疾病在口腔中的表征。

（一）口腔黏膜病基本病理变化

1. 过度角化

过度角化指黏膜或皮肤的角化层过度增厚，临床上呈乳白色或灰白色。分为过度正角化和过度不全角化两种。过度正角化是角化层增厚伴粒层增厚，细胞界限不清，细胞核消失，形成均匀嗜伊红染色的角化物。过度不全角化为增厚的角化层中胞核未分解消失，粒层增厚不明显。

2. 角化不良

角化不良为上皮异常角化，在上皮棘层或基底层内个别或一群细胞发生角化。角化不良有两种情况：一种为良性角化不良，多在高度增生的上皮钉突中出现；另一种为恶性角化不良，有时可见胞核，细胞形态有一定异型性，见于原位癌及鳞状细胞癌。

3. 棘层增生

棘层增生为棘细胞层次增多，增厚的棘层常不规则，伴有上皮钉突延长或增宽。常见于白斑。

4. 上皮异常增生

上皮异常增生可发生以下变化：出现一层以上基底样细胞；上皮层次紊乱；上皮基底细胞极性消失；核浆比例增加；上发钉突呈水滴状；核分裂象增加可见少量异常核分裂象；上皮浅表1/2处出现有丝分裂；细胞多形性；细胞核浓染；核仁增加；细胞黏着力下降；棘层细胞单个或成团细胞角化。根据上诉改变出现的数目分为轻、中、重度上皮异常增生。

5. 棘层松解

棘层松解是棘层细胞间联系松弛、断裂，严重时失去联系、解离，在棘层形成裂隙或疱。通常是由干棘层细胞间张力原纤维及黏合物质发生变性、断裂破坏、细胞间桥溶解造成的，此种病变见于天疱疮等。

6. 疱

黏膜或皮肤内储存浆液、血液或脓液等形成疱。圆形，突起黏膜表面，周围可有红晕。可单发也可多发，大小不一。小的直径在1~3mm左右，可聚集成簇，称为煎疹；大的直径可超过5mm为大疱。疱壁破裂形成溃疡或糜烂。

7. 基底细胞空泡性变与液化

基底细胞空泡性变及液化为基底细胞内水肿，病变轻时基底细胞增大，胞浆呈空泡状，称空泡性变；病变重时，基底细胞液化、破裂、溶解，基底细胞排列不齐，基底膜不清甚至消失。此病变常见于扁平苔藓和红斑狼疮。

8. 溃疡

溃疡是黏膜或皮肤表层坏死脱落形成的凹陷。按组织坏损程度分为浅层溃疡和深层溃疡。浅层溃疡只破坏上皮层，愈合后不留瘢痕，如复发性阿弗他溃疡。深层溃疡病变可累及黏膜下层，愈后遗留瘢痕，如复发坏死性黏膜腺周围炎。溃疡底部可呈灰白色、红色或黄色，检查溃疡时注意溃疡边缘是否整齐，有无倒凹；溃疡表面有无假膜；底部是否平坦，有无硬结，以便对恶性黏膜病的早期诊断和治疗。

（二）常见口腔黏膜病

1. 白斑

白斑属于癌前病变，是发生在口腔黏膜上的白色斑块，不能被擦掉，不包括国局部因素去除后可以消退的单纯性过角化，不能以临床和组织病理学的方法诊断为其他疾病者。

白斑的发病与局部的长期刺激及某些因素有关。吸烟是白斑最常见的病因，咀嚼槟榔、破碎的牙冠和不良修复体等局部机械性刺激都可能引起白斑。此外假丝酵母菌感染，锰、锶、钙等微量元素改变也与白斑病发生有关。

白斑可发生在口腔内各部位黏膜，以颊黏膜咬合线和舌黏膜最为多见。中年以上男性多发，男女比例 13.5*1。白斑呈乳白色或灰白斑块，边界清楚，与黏膜平齐或麝为凸出，有粗涩感、木涩感或味觉减退，局部发硬或伴有溃疡。可分为均质型和非均质型两类。均质型病变区域为白色，表面平坦、斑块状、皱纹状。非均质型表现为颗粒状、疣状白色病变夹杂结节、溃疡或红斑。一般非均质型比均质型恶变的危险性高。3%~5% 的白斑患者可发生癌变，与白斑的发病部位和类型有关。舌腹部、舌缘部、口底及口角部位的白斑为高危险区，疣状、颗粒型、糜烂溃疡型伴有假丝酵母菌感染者也易癌变，应密切观察，定期活体组织检查。

白斑主要病理改变为上皮增生，有过度正角化或过度不全角化，或两者同时出现。上皮粒层明显、棘层增生，无非典型细胞。上皮钉突可伸长变粗，基底膜清晰。固有层和黏膜下层有淋巴细胞、浆细胞浸润。

上皮单纯性增生为良性病变，主要表现为上皮过度正角化。

上皮疣状增生见于疣状白斑，上皮表面凸凹不平呈刺状或乳头状。表层有过度角化。

上皮异常增生时，白斑恶变潜能随上皮异常增生程度的增加而增大。上皮整体层次紊乱，细胞异型性增加。按增生的程度分为轻、中、重度三级。重度异常增生为原位癌，上皮细胞有明显异型性，但基底膜尚完整，未侵犯黏膜下层。白斑的诊断可根据临床表现、病理检查辅以脱落细胞检查和甲苯胺蓝染色进行诊断。

2.红斑

红斑也称增殖性红斑或红色增殖性病变。是在口腔黏膜上出现的天鹅绒样、鲜红色斑块，且临床及病理上不能诊断为其他疾病。

红斑以舌缘、眼、眼颊沟多见，口底及舌腹、腭部次之。男性略多于女性，多见于41~50岁者。病损边缘清楚，临床分三种类型：第一，均质型红斑，病变较软，鲜红色，边界清楚，表面光滑、发亮，不高出黏膜面；第二，间杂型红斑，红白相间，红斑区域内有散在的白色斑点，形状可不规则，易与扁平苔藓混淆；第三，颗粒型红斑，边缘不规整，略高于黏膜而，表而不平，呈颗粒状，为红色或白色。此型常为原位癌或早期鳞癌的表现。

上皮不全角化或正角化与不全角化共存。上皮萎缩或增生，钉突增大伸长，钉突之间上皮萎缩变薄。均质型红斑表现为上皮萎缩，有上皮异常增生或原位癌。颗粒型红斑大多为原位癌或早期浸润癌，少数为上皮异常增生。红斑区域结缔组织扩张充血并伴有血管增生。

3. 慢性盘状红斑狼疮

慢性盘状红斑狼疮为结缔组织病，临床上有六个亚型，发生在口腔颌面部的慢性盘状红斑狼疮是最轻的一个亚型，鲜少累及内脏器官，预后良好。本病为自身免疫性疾病，病变活动期时可检测出自身循环抗体。与遗传因素和感染、内分泌功能紊乱、药物刺激有关。

下唇唇红是本病好发部位。口腔内损伤以颊黏膜多见，也可发生于舌背、牙龈及软、硬腭。女性患者多见，约为男性患者的 2 倍。病损区在唇红时初期为暗红色丘疹或斑块，之后形成 0.5cm 左右的片状糜烂，可见溢血或血痂形成。糜烂中心下凹成盘状，周围有红晕。口腔内典型病损四周有白色放射状短条纹。发生于面部的病损常在鼻梁两侧皮肤出现鲜红色斑，其上覆盖白色鳞屑的蝴蝶斑。患者通常无明显自觉症状，可伴有瘙痒、灼热、刺痛感。

上皮有过度角化或不全角化，粒层明显，角化层可有剥脱。病损区有时可见角质栓；上皮棘层萎缩变薄，有时可见上皮钉突增生、伸长；基底细胞液化变性明显，上皮与固有层之间可形成裂隙和小水疱，基底膜不清晰；固有层毛细血管扩张、管腔不整，血管内可见玻璃样血栓，管周有淋巴细胞浸润；血管周围有类纤维蛋白沉积，PAS 染色阳性；结缔组织内胶原纤维发生类纤维蛋白变性，纤维水肿、断裂；基底膜增厚，PAS 反应阳性。以上病变不一定同时存在，但有诊断意义。

直接免疫荧光检查，在上皮基底膜区有一连续的颗粒状粗细不均的翠绿色荧光带，称"狼疮带"。狼疮带的存在对该病的诊断、治疗和预后判定有重要意义。

4. 天疱疮

天疱疮是一种少见严重的皮肤黏膜疱性疾病。发生在口腔中的主要为寻常性天疱疮，且出现很早，后波及皮肤，病情严重，预后极差。

口腔黏膜的天疱疮可广泛发生于多个部位，以软腭、颊及龈黏膜最为多见。患者以 40~60 岁居多，女性略多见。起疱前常有口干、咽干或吞咽刺痛感，有 1~2 个或广泛的不均匀水疱，疱壁薄易破裂形成糜烂。疱壁撕除时无痛感，并遗留下红色创面。发生在唇红部病变破裂后形成结痂。糜烂黏膜面积大，周缘有扩展现象。口腔糜烂面不易愈合，严重者口内无正常猾膜。长期糜烂者有咀嚼、吞咽甚至说话困难。

本病病理特征为棘层松解和上皮内疱形成。黏膜固有层有炎症细胞浸润，以淋巴细胞为主，也可见嗜酸性细胞。

5. 假丝酵母菌病

与假丝酵母菌感染有关，白色假丝酵母菌寄生在正常人的皮肤和黏膜，以口腔带菌率最高。当患者有全身性疾病或其他口腔黏膜病，或者在大手术后、放疗后及消化性溃疡时可诱发假丝酵母菌病。

好发于新生儿和老年人，为皮肤黏膜病，偶能引起内脏感染。按病变部位不同分为：假丝酵母菌口炎、假丝酵母菌唇炎与口角炎、慢性黏膜皮肤假丝酵母菌病。假丝酵母菌口炎有不同表现形式：急性假膜性好发于颊、舌、软腭与唇黏膜。有散在针帽样白色斑点。黏膜充血明显。可扩散到扁桃体、咽部，甚至支气管和食管中。急性红斑型主要表现为黏膜充血、糜烂伴有舌背乳头萎缩、舌苔增厚。慢性肥厚型可见颊黏膜、舌背或腭黏膜增厚。假丝酵母菌性唇炎可见下唇长期存在红色糜烂而，周围有脱屑，易与红斑狼疮混淆。假丝酵母菌口角炎可见口角黏膜发生皲裂，邻近皮肤充血水肿甚至有渗出物。慢性黏膜皮肤假丝酵母菌病病变累及口腔黏膜、皮肤和甲床。病程较长。

上皮增厚有不全角化。假丝酵母菌侵入组织，引起上皮表层水肿，角化层内有中性粒细胞浸润，形成微小脓肿。上述病变接近上皮表面即棘层上方，棘层增生，基底膜部分可破坏。固有层有充血的毛细血管及淋巴细胞、浆细胞、中性粒细胞浸润。急性假膜性假丝酵母菌病的白色斑膜，镜下见上皮变性坏死，并有大量假丝酵母菌的菌丝及孢子。

第五节　牙髓病与牙周组织病

一、牙髓病

（一）牙髓炎

牙髓炎是牙髓病中主要病症，多为细菌感染且常常是混合细菌感染。感染途径如下：第一，龋病是细菌入侵牙髓的主要途径，当龋病发展至牙本质深层，暴露牙髓或距牙髓 2mm 时，细菌及其毒素可直接或经牙本质小管进入牙髓。第二，创伤，临床上制备洞型时不慎穿髓，过重的咀嚼力和创伤、牙裂、牙冠折断，楔状缺损和畸形中央尖折断或磨耗等暴露牙髓或仅留薄层牙本质（2mm）时，细菌可进入牙髓。第三，深的牙周袋，牙周袋内的细菌可经根尖孔或侧支根管进入牙髓。

影响牙髓炎发生的因素：第一，血源性因素，细菌通过血源和引菌作用到达牙髓（此感染途径少见）。多见于牙髓因其他原因有营养代谢紊乱或损伤的情况下。第二，物理因素，临床上使用高速电钻或砂石轮磨牙，产生过高的热力，可则激牙髓；此外，大的金属充填物，如果未加隔热衬里，由于热力传导，可导致牙髓损害。第三，化学因素，化学药物如消毒用的酚、硝酸银等；磷酸锌粘固粉充填时如未作保护牙髓的垫底，则可游离出磷酸，逐渐侵入牙髓，导致牙髓炎或牙髓坏死。

1. 牙髓充血

牙髓充血有生理性和病理性之分，生理性充血见于牙齿发育期间、月经期、妊娠期。此外高空飞行时由于气压下降，牙髓呈现暂时充血状态。牙髓病理性充血是指牙髓受到轻微的、低毒的刺激时，受刺激端相对应的牙髓组织，血管呈充血状态。

病理性牙髓充血临床上表现为牙本质过敏，对冷热刺激敏感，尤其冷刺激会引起疼痛，去除刺激，疼痛立即消失。一般无自发痛。

肉眼见充血的牙髓呈红色。光镜下表现为血管扩张充血，呈树枝状。若受刺激时间延长，则扩张的血管通透性增加，血浆渗出，组织水肿，血管周围少量红细胞外溢。如血流缓慢，血液浓缩，也可导致血栓形成。病理性充血常常是牙髓炎的早期改变，若此时去除则激因素，充血的牙髓可恢复正常，故牙髓病理性充血又有灶性可逆性牙髓炎之称。如果刘激持续存在，可发展为急性或慢性牙髓炎。

2. 急性牙髓炎

急性牙髓炎可由牙髓充血发展而来，大多数是由慢性牙髓炎引起的急性发作。

以严重的自发痛、阵发痛为特征。早期为间歇性锐痛，持续时间较短，随炎症加重，晚期疼痛持续发作，呈尖锐的跳痛，间歇期缩短或无间歇期。疼痛难以确定患牙部位，常放射至患侧的上下颌、面部、耳、颞部。疼痛常随温度改变而加剧，特别是冷刺激可激发疼痛，去除刺激后疼痛仍然持续。卧时疼痛加重，而晚期，则冷刺激会使疼痛缓解。若炎性渗出物和坏死物经根尖孔扩展到根尖周组织，则可产生咀嚼痛和叩痛。急性牙髓炎若经穿髓孔引流，压力减低，疼痛缓解，炎症不易扩散。

早期病变局限在受刺激部位相对应的牙髓，如龋洞下方，牙髓血管扩张充血，通透性增加，液体渗出，组织水肿，水肿液集聚在微血管周围和结缔组织间，沿血管壁有中性粒细胞游出和纤维蛋白渗出，成牙本质细胞变性、坏死。

由于牙髓所处环境特殊，随炎性渗出增加，髓腔压力增大，出现局部微循环障碍，组织缺氧坏死，由坏死组织和炎细胞释放的化学介质如组胺、白细胞介素、5-羟色胺、前列腺素等，进一步加重炎症反应，使血管通透性加大，大量中性粒细胞游出血管并向炎症中心趋化，中性粒细胞在吞噬细菌的同时也受各种损伤因子的作用而发生坏死崩解，释放出溶酶体酶，使自身和坏死组织溶解液化，形成脓肿。早期病变局限，形成小脓肿，脓肿周围有密集的中性粒细胞浸润，其余牙髓组织基本正常。若得不到及时治疗，炎症迅速向周围扩散，中性粒细胞广泛浸润整个牙髓，形成多数小脓肿，此时若髓室仍未与外界相通，压力极度增加，最终使整个牙髓组织迅速坏死液化，转为急性化脓性牙髓炎。

3. 慢性牙髓炎

多为龋病发展而来，而龋病的发展呈慢性过程。因而，随着龋病的进展，牙髓也会受到缓慢刺激而发生慢性炎症。部分慢性牙髓炎可由急性牙髓炎转变而来。一般有轻微的钝痛，但有较长的遇冷热刺激痛史。去除刺激后疼痛会持续较长时间。病程长，炎症容易波及全部牙髓和根尖周牙周膜，因而患牙常有轻度的咬合痛或叩痛。

慢性牙髓炎临床主要表现是遇冷、热刺激时疼痛，刺激去除后，疼痛仍会持续较长时间，部分患者还会表现为间歇性钝痛，但一般没有自发性剧痛。炎症常波及整个牙髓，甚至波及根尖部牙周组织，引起咬合痛或叩痛。

根据牙髓腔开放与否将慢性牙髓炎分为慢性闭锁性牙髓炎、慢性溃疡性牙髓炎和慢性增生性牙髓炎。

① 慢性闭锁性牙髓炎

在未穿髓的情况下，炎症常局限在龋损相对应的牙髓。血管扩张充血，淋巴细胞、浆细胞、巨噬细胞、中性粒细胞浸润，常伴有毛细血管增生，成纤维细胞增生活跃，肉芽组织形成。浆液渗出不明显。有时有成束的胶原纤维将炎症区和尚好的牙髓隔开。有的病例可见小范围的牙髓坏死，周围有肉芽组织包绕的小脓肿形成，而其余牙髓正常。病程长者，可见到修复性牙本质形成。此时若能及时治疗，则能保存尚好的部分牙髓。

② 慢性溃疡性牙髓炎

发生在有较大穿髓孔的病例，使慢性发炎的牙髓组织暴露在口腔。由于牙髓暴露在口腔，其典型临床特征是遇冷、热刺激痛或食物碎片嵌入龋洞时会引起刚烈疼痛。主要病理改变为有较大的龋洞，龋洞表面为炎性渗出物，食物残渣及坏死组织覆盖，有时可见不规则的钙化物沉积或有修复性牙本质形成，其深层为炎性肉芽组织和新生的胶原纤维。深部存活的牙髓组织中散在淋巴细胞、浆细胞、巨噬细胞浸润。溃疡表面有钙化物沉积或反应性牙本质形成，可保护其余尚好的牙髓。慢性牙髓炎病变发展过程虽然缓慢，但多数情况下炎症终究会累及整个牙髓而致牙髓坏死。

③ 慢性增生性牙髓炎

此型牙髓炎不常见，主要表现为慢性炎症的牙髓组织过度增生，经大的穿髓孔充满龋洞或突向口腔，此增生物又称牙髓息肉。患者多为儿童及青少年，发生在有大的穿髓孔的乳磨牙或第一恒磨牙，因为这些牙的根尖孔大，血运丰富，才有可能形成增生的肉芽组织并经穿髓孔向外突出，呈红色或粉红色外观。牙髓息肉含神经纤维很少，对刺激不敏感。镜下观察，早期为炎性肉芽组织，即由新生毛细血管、成纤维细胞和散在淋巴细胞、浆细胞、巨噬细胞、中性粒细胞构成。病程长者，则以纤维成分为主。牙髓息肉分为两种：一种为溃疡性息肉，表面为炎性渗出物和坏死组织覆盖，深层为肉芽组织，肉芽表面血管内皮细胞增生活跃，肉眼观察，呈红色或暗红色，探之易出血；另一种为上皮性息肉，表面有复层鳞状上皮覆盖，较坚实，粉红色，不易出血。其鳞状上皮推测可能来源于口腔黏膜上皮深层脱落细胞移植而来，或由龋洞邻近的牙龈上皮增殖而来。

（二）牙髓变性与牙髓坏死

1. 牙髓变性

牙髓变性是指牙髓组织受到长期而慢性的刺激或因根尖孔缩窄、牙髓供血不足，使牙髓组织代谢障碍，表现出不同类型和不同程度的退行性变和功能的变化，称牙髓变性。由于这种改变的发展过程缓慢，因此一般不引起临床症状。常见的牙髓变性有以下几种

（1）成牙本质细胞空泡性变

常由于牙髓对细菌及其毒素、洞型制备的创伤、有刺激性充填

材料的刺激所产生的早期改变。表现为成牙本质细胞内和细胞间液体集聚形成水泡，挤压邻近的成牙本质细胞，使其体积缩小变形，一些细胞挤压在一起，状似稻草束。严重时，成牙本质细胞减少，甚至消失，仅留下一些水泡。

（2）牙髓网状萎缩

牙髓组织出现大小不等泡状间隙，其中充满液体，牙髓细胞减少，成牙本质细胞、血管和神经消失，呈现充满液体的纤维网状结构。多见于老年人牙髓。

（3）牙髓纤维性变

牙髓内细胞成分减少甚至消失，纤维成分增多，粗大的胶原纤维与牙髓长轴平行，或呈现均质状红染的玻璃样变。血管、神经减少。多见于老年人牙髓。

（4）牙髓钙化

牙髓钙化有两种形式，一是髓石形成，多见髓室内。另一种是弥散性钙化，多见于根管内。

髓石是由于某些刺激，致牙髓细胞变性、坏死，成为钙化中心，周围层层沉积钙盐而形成部分髓石内无牙本质小管或可见不规则牙本质小管。髓石单个或多个，可游离在髓腔，也可附着在髓室壁。髓石一般没有临床症状，有时影响根管治疗。

弥散性钙化：钙盐颗粒似砂砾状沿根髓长轴沉积于玻璃样变的

纤维组织中，少数也见于冠髓，小颗粒也可融合形成较大的团块。

2. 牙髓坏死

牙髓坏死多数是未经治疗的急、慢性牙髓炎的自然结局。此外，牙受创伤根尖血管断裂或栓塞致血供受阻，使用某些具刺激和腐蚀性化学药物如亚砷酸、三聚甲醛等均可能导致牙髓坏死。

若牙髓坏死伴有腐败细菌感染而呈现黑绿色外观，称牙髓坏疽。是因为坏死组织经腐败菌分解，产生的硫化氢与血红蛋白中分解出来的铁相结合形成黑色的硫化铁，使坏死组织呈现黑色，而腐败菌分解蛋白质产生吲哚粪臭素等，造成恶臭。

坏死牙髓在显微镜下表现为牙髓细胞核固缩、核碎裂、核溶解，牙髓结构消失。

（三）牙体吸收

牙体吸收有生理性吸收和病理性吸收之分。生理性吸收发生在乳恒牙交替乳牙脱落时，由于恒牙萌出时所产生的压力使乳牙牙根吸收。病理性吸收可分为内吸收和外吸收两种。

1. 内吸收

在牙髓室内部发生的牙体吸收称牙内吸收或特发性吸收，原因不清，可能因牙髓炎症或创伤致牙髓出血、机化时被肉芽组织取代。成牙本质细胞和前期牙本质破坏，失去屏障功能。炎性肉芽内的各类炎症细胞释放细胞因子如前列腺素、白细胞介素等激活破骨细胞，导致从牙髓内壁开始由内向外的吸收过程。

牙内吸收多数发生在单个牙，一般无自觉症状，若吸收发生在冠部，且吸收达牙表面时，红色肉芽组织可透过薄层釉质，使牙冠显示出粉红色斑点。严重的牙内吸收可致患牙穿孔、破损或折断。

镜下，牙髓被肉芽组织取代，成牙本质细胞和前期牙本质消失，牙髓腔面牙本质有不同程度的吸收，呈现不规则的凹陷，凹陷内可见胞质红染的多核破骨细胞。

有时可见吸收和修复两种情况同时存在。吸收陷窝部分或全部被修复性牙本质或骨样牙本质所替代，部分病例修复性牙本质或骨样牙本质又可出现再吸收。

未经治疗的牙内吸收必须去除牙髓内肉芽组织作根管治疗才能使吸收停止，严重牙内吸收甚至穿透牙本质和牙釉质或牙本质和牙骨质者，则须拔除患牙。

2. 外吸收

外吸收是指从牙表面开始的吸收过程，主要发生在恒牙根部。

发病原因甚多，如慢性根尖脓肿、根尖肉芽肿、肿瘤或囊肿，牙周炎有深牙周袋时牙体可产生吸收，完全阻生或埋伏牙有时也可使牙冠或牙根发生吸收，再植牙的牙根往往发生严重的牙根吸收而脱落，过大的咬合力和作正畸治疗时超过生理限度的机械力，皆可使牙根多数区域发生吸收。此外，正常成年人也有无任何原因的恒牙根吸收，但这种吸收通常品轻微的。镜下，被吸收牙牙根表面出现蚕食状小凹陷，如处于吸收活动期，则可见凹陷内有破骨细胞，若吸收相对静止时，则无破骨细胞，有时可见新形成的牙骨质沉积于凹陷内。

二、牙周组织病

牙周组织病（牙周病）是口腔两大常见多发病（龋病与牙周病）之一，指发生在牙齿支持组织（牙周组织）的一类疾病的总称。过去对于周病的含义有两种理解：广义的理解既包括病变仅局限于牙龈组织，未累及深部支持组织的牙龈病，也包括侵犯所有牙周支持组织的牙周疾病。狭义的牙周病则仅针对牙周炎而言。目前普遍公认的牙周病是广义的范围，即包括牙龈病、牙周炎和发生在牙周组织的变性、创伤及萎缩等。牙龈病中最常见的是牙龈炎，其发病率很高，在儿童青少年及口腔不洁的人群中广泛存在。随着年龄的增长其患病率和严重程度也逐渐增加，青春期达到高峰，而后随年龄增长患病率又缓慢下降。牙龈炎与个人口腔保健意识和口腔卫生习惯有密切的关系，发达国家近年来由于口腔保健措施的普及和口腔卫生习惯的改善，牙龈炎患病率已呈下降趋势。但在我国，儿童中的患病率仍然较高。牙周炎曾被称为破坏性牙周病，除了累及牙龈，病变还引起了深部的牙周膜、牙槽骨及牙骨质的破坏，可导致牙松动、脱落，甚至丧失咀嚼功能。

（一）牙龈病

牙龈病是一组发生于牙龈组织的病变，一般不累及深部牙周支持组织，包括牙龈的炎症和全身疾病在牙龈的表现。牙龈病分为两类，即牙菌斑性牙龈病和非菌斑性牙龈病，后者较少见。

1. 牙菌斑性牙龈病

（1）慢性龈炎

慢性龈炎是牙龈疾病中最常见的一种，也称为龈缘炎或单纯性龈炎。临床上将炎症病变主要累及游离龈的称为边缘性龈炎；病变主要局限于龈乳头的称为牙龈乳头炎。慢性龈炎发病率高，任何国家、任何种族、任何年龄段甚至每个人在其某段时期，都可能罹患不同程度的慢性龈炎。慢性龈炎可以长期单独存在，一部分慢性龈炎可能发展为牙周炎。慢性龈炎始动因子是从龈沟底开始沉积的牙菌斑，常见于口腔不洁或刷牙不彻底的人群。软垢、牙石、食物嵌塞、错𬌗畸形、不良口腔习惯以及不良修复体等局部刺激因素，也都会促进龈炎的发生、发展。

多见于口腔卫生不良者，青少年以及刷牙不当的成年人。常分为炎症水肿型和纤维增生型两种表现：炎症水肿型牙龈颜色为鲜红或暗红色，龈沟液增多，眼缘充血、水肿、光亮、松软，附着龈点彩消失，刷牙和咀嚼食物时容易出血，严重者可出现眼沟溢脓；纤维增生翠表现为龈缘厚钝而坚实，牙龈颜色可正常。龈沟因龈缘肿胀而加深，变为龈袋。

病变局限于游离龈、龈乳头及眼沟底部，深部牙周膜及牙槽骨均无破坏。龈沟上皮增生，上皮钉突伸长。

炎症水肿型：固有层纤维明显水肿，毛细血管增生、扩张、充血，有大量的炎症细胞浸润。纤维增生型：纤维结缔组织增生成束，毛细血管无明显变化，可见淋巴细胞及浆细胞浸润。

（2）龈增生

龈增生即增生性龈炎，是由全身因素引发的以牙龈处纤维结缔组织增生为主要病理改变的一组疾病。可与内分泌、药物不良反应、营养缺乏及某些血液病有关。其中激素性龈炎往往由于女性内分泌因素引起，如青春期银炎、妊娠期龈炎；药物性龈炎常见于服用抗癫痫药物笨妥英钠，使用某些免疫抑制剂或钙通道阻断剂者；另外一些牙龈增生可见于蛋白质、吐酸、维生素 C 以及微量元素锌等的缺乏。

牙龈明显增生并覆盖部分牙冠，形成龈袋（假性牙周袋）。增生的龈乳头呈球状突出，牙龈表面可呈桑葚状，严重者可覆盖大部分或整个牙冠。增生的牙龈组织呈淡粉红色，盾地坚韧不易出血。

但由于增生的牙龈形成了假性牙周袋，菌斑容易堆积，所以多数患者都伴有不同程度的牙龈炎症，牙龈组织呈深红或紫红色，质地松软容易出血。因内分泌改变引起的龈增生，一旦青春期过后或妊娠结束，增生会逐渐消退，牙龈组织可恢复正常；药物性龈增生停止用药后病变也可恢复正常。

主要表现为纤维结缔组织增生，粗大的胶原纤维束类似瘢痕组织结构，一般炎症不明显。但是合并菌斑感染后，将出现炎症反应的病理表现。

（3）维生素 C 缺乏性龈炎

维生素 C 缺乏性龈炎是由于机体严重缺乏维生素 C 而引起的牙龈组织炎性病变，表现为牙龈质地松软并呈紫红色增生。临床上因维生素 C 缺乏，同时伴有口腔卫生不良者，常合并牙龈炎局部出血。维生素 C 严重缺乏，机体免疫力低下，还可引起坏血病。

牙龈肿胀，呈紫红色，质地松软，极易出血。如果长期缺乏维生素 C，牙周膜纤维水肿，牙齿可松动。患者的口腔黏膜和皮肤上也可同时出现由于出血引起的淤斑。

主要表现为牙眼组织的水肿和出血。上皮下结缔组织胶原纤维明显减少，纤维水肿，毛细血管增生、扩张、充血及出血，炎症细胞浸润。

2. 非菌斑性牙龈病损

（1）急性坏死性溃疡性龈炎

急性坏死性溃疡性龈炎也称为急性坏死性龈炎、梭螺菌眼炎、战壕口炎等。其重症型可发展为坏疽性口炎，甚至引起败血症而死亡。

该病的主要病原菌为梭形杆菌及奋森螺旋体，存在于牙龈沟或牙周袋的深部，当宿主免疫力低下或极度营养不良时容易发病。发病时数量增多，毒性增强。多见于口腔不洁和营养不良的人群，亦可见于儿童。第一次世界大战期间此病在战士中流行，因此得名战壕口炎。目前在发达国家中本病已比较少见，我国也在逐年减少。

好发于下前牙，可见龈缘及牙间乳头坏死，表面覆盖灰白色坏死物，除去后下方为火山口样溃疡。病损可沿龈缘向两侧邻牙扩展，呈蚕食状缺失。坏死组织表面为灰褐色假膜，可擦去，下方为出血面。患者常伴有严重的腐败性口臭、灼痛及木胀感，患区极易出血。全身症状可伴有发热、乏力、下颌下淋巴结增大等体征。本病重症型即走马疳，可造成严重的面颊缺损，且死亡率较高。

龈沟液涂片可见大量的奋森螺旋体及梭形杆菌。病变表面有纤维素性渗出及组织坏死形成的灰白色假膜，结缔组织水肿，毛细血管扩张充血，大量的中性粒细胞浸润。

（2）剥脱性龈病损

剥脱性龈病损也称剥脱性龈炎，主要表现为牙龈的发红及脱屑样改变。它不是一种独立性的疾病，而是多种疾患在牙龈的表征，如天疱疮、类天疱疮、扁平苔藓、红斑狼疮等。

女性多发，尤其是绝经期的女性。主要表现为上皮表层剥脱，呈现牙龈表面粗糙并红亮。剥脱的上皮形成灰白色假膜。患部敏感，可有灼痛感。一般病程较长，可自行缓解，也可反复发作。

镜下有疱型与苔藓型两种病理类型。疱型有两种，如在上皮与固有层间形成基层下疱，即类天疱疮的病理特征；如在上皮层内形成棘层内疱，即为天疱疮的病理特征。苔藓型表现为上皮钉突萎缩变薄，基底细胞水肿、液化，可见胶样小体，固有层结缔组织内有大量的淋巴细胞浸润，符合扁平苔藓的病理特征。

（3）遗传性牙龈纤维瘤病

遗传性牙龈纤维瘤病也称为先天性家族性纤维瘤病、遗传性龈增生或特发性眼增生。此病显性遗传，口腔表现为牙龈弥漫性的纤维结缔组织增生，全身可伴发有多毛症及智力障碍。

幼儿时期即可发生，增生的牙龈呈粉红色，质地坚韧，不易出血，表面光滑或呈颗粒结节状。全口牙龈组织呈弥漫性增生，不仅累及游离龈、附着龈和牙间乳头，膜龈联合也常受波及。逐渐发展，牙冠仅暴露切缘、牙尖部分甚至全部被覆盖，妨碍咀嚼。龈增生若发生在牙萌出之前，则牙齿萌出困难，表现为部分牙埋伏，严重者无牙畸形；若发生在牙萌出之后，则牙齿常因挤压移位而表现为错验畸形。过度肥厚的牙龈还可导致口唇向前突出并外翻。

牙龈上皮棘层增厚，表现为上皮钉突伸长，上皮下纤维结缔组织效度增生，胶原纤维束粗大致密，似瘢痕组织，其中血管极少见。炎症不明显，仅见于龈沟下结缔组织中散在少量慢性炎症细胞。

（4）浆细胞龈炎

浆细胞龈炎又称浆细胞龈口炎或变态反应性龈炎，是发生于牙龈或口腔黏膜其他部位的浆细胞浸润性疾患。本病主要发生于牙龈，唇侧及舌侧牙龈均可受累，也可发生于舌和口角。该病是一种过敏反应性病变。有文献报告口香糖及牙膏均有可能成为其过敏原，诱发牙龈组织及口腔黏膜发生变态反应。但当过敏原脱离与口腔的接触，病损可逆转、恢复。另外，白色假丝酵母菌感染也可能是病因之一。

女性多于男性，年轻人多于中老年人。游离龈、附着龈及龈乳头均可受累，牙龈组织明显充血、肿胀、松软、上皮革薄而发亮，易出血。病损表面呈颗粒或结节状。牙齿可有松动、移位，若合并菌斑感染可出现口臭及溢脓，附着丧失不明显。本病还可发生于口腔黏膜，口角处表现为口角炎、唇黏膜表现为鳞状脱屑；舌背黏膜则变为红肿、光亮。全身状况无明显异常。

病损部位的浆细胞密集浸润是其主要病理表现。表面上皮不全角化，一般完整，少数可出现糜烂或溃疡。在上皮下固有层的结缔组织内有呈片状聚集的形态正常的浆细胞弥漫性浸润。固有层下方的黏膜下层结缔组织中有时也可见到炎症细胞浸润。

（二）牙周炎

牙周炎与龋病是口腔两大常见多发病，在全世界多数人口中广泛流行。其发病原因与作用机制极其复杂，近数十年来，对牙周炎的病因、发病机制、病理变化、治疗及预防的研究均有突破性进展。以前认为牙周炎的产生是由于非特异性牙菌斑的刺激，现在认为不同类型牙周炎与菌斑类型有着密切的联系。牙周炎的发生、发展、中止和修复均与宿主免疫反应有关。另外，遗传因素和后天的环境因素也参与了牙周炎的形成和发展。由此可见，牙周炎是一种多因素性疾病，是细菌微生物与宿主之间复杂的相互作用的结果。口腔细菌及其产物作为始动因子，引发初期炎症过程；而牙周环境、遗传、内分泌等因素可增加机体罹患疾病的易感性，宿主的易感性是牙周炎发展、加重的决定性因素。宿主的免疫反应在疾病发生早期有保护作用，但在后期的发展进程中又参与了牙周的破坏，造成组织的继发性损伤。

牙周炎是多因素作用于牙周组织上的炎症性疾患。病变往往始于龈沟，随后向深部发展，逐渐引起牙周膜、牙槽骨及牙骨质的破坏，最终可导致牙齿松动、脱落、牙列缺失，影响口腔咀嚼功能。牙周炎所造成的损害，常不限于单个牙齿，而是损害多个牙、一组牙甚至全口牙齿。因牙周炎拔牙者占拔牙总人数的44%，居首位。牙周炎不但是造成牙齿丧失，咀嚼器官破坏的主要原因，它还可以成为一种病灶，引起身体其他部位的病变和功能障碍。世界卫生组织（WHO）已将牙周健康状况列为个人保健水平的一项重要指标。

1. 牙周炎病因

（1）牙菌斑

大量研究表明，口腔细菌为牙周炎的主要病原因子，菌斑及其毒性产物是引发牙周炎的始动因子。牙周炎的致病菌很多，主要为G-厌氧菌，多有菌毛，对细菌的黏附和集聚起重要作用，其中的主要致病菌包括福赛斯类杆菌、牙龈卟啉单胞菌和共生放线菌等。

牙菌斑为黏附在牙面上的细菌斑块，是一种细菌性生物膜。细菌在这种微环境中与宿主之间相互适应，形成动态平衡。一旦这种平衡被打破，牙周炎症即可发生。如果宿主防御功能强并得到适当治疗，则牙周病变可静止或修复，表现为静止期（牙周修复期）的各种表征。反之，则牙周炎症进一步发展及恶化，表现为活动期牙周炎的各种表征。

菌斑中细菌及其毒性产物可直接侵入破坏牙周组织，也可通过宿主的防御系统引发免疫反应，间接损害牙周组织。菌斑是牙周炎发生的基础，因此，牙周炎的防治中控制菌斑至关重要。

（2）口腔局部促进因素

软垢、牙石、食物嵌塞、不良修复体、牙列不齐等可导致口腔内菌斑的聚集，直接损伤牙周组织或促进已有的牙周组织炎症。创伤性咬合引起的牙周创伤可促进牙周炎症的发展。另外，吸烟、夜磨牙、紧咬牙、偏侧咀嚼、口呼吸等不良习惯也是牙周病发生和发展中的重要促进因素。

（3）宿主易感因素

大量证据表明，仅有细菌微生物存在不足以引起牙周炎，宿主的易感性也是基本要素。20世纪80年代以来，诸多研究揭示了宿主反应在牙周病发生、发展过程中起着十分重要的作用。易感的宿主及某些能增加宿主易感性的因素是影响牙周病的发生类型、发展进程及对治疗的反应的重要因素。包括：①遗传性疾病：掌跖角化——牙周破坏综合征、Down综合征等；②全身性疾病：糖尿病、骨质疏松症、艾滋病等；③其他：内分泌功能紊乱、吸烟、口腔卫生不良、营养障碍、精神压力等。

2. 牙周炎发病机制

牙周炎的破坏机制非常复杂，一直都是口腔学者们研究的重点。20世纪后半叶，明确了口腔细菌为其主要致病因子，是牙周炎研究的一个重要突破。之后 Ivanyi 与 Iehner（1970）提出了细胞介导的超敏反应，在牙周炎的发病机制中起了重要作用。此后的大量研究中，还发现了牙周炎菌斑能激活引起骨吸收的因子；中性粒细胞可以释放溶酶体酶；牙周炎的破坏存在单核细胞的参与；宿主细胞被菌斑激活后能够释放多种蛋白酶、细胞因子导致牙周组织破坏；牙周炎过程中存在对菌斑的免疫应答反应等。同时宿主的遗传因素、体内激素水平的改变、后天环境因素及免疫应答的强弱与牙周炎的发生和发展亦存在密切的关系。

（1）牙菌斑的作用

牙菌斑的致病作用表现在两个方面，一方面通过菌体内毒素、细菌酶及其释放的外毒素与细胞因子和代谢产物等直接破坏牙周组织；另一方面激发宿主的防御细胞引起牙周组织局部的炎症和免疫反应，导致其继发性损伤。

细菌菌膜上的脂多糖是一种细菌内毒素，在细菌死亡后释放出来，能抑制成纤维细胞的生长、繁殖，促进骨的吸收、破坏；还能协助吞噬细胞释放引起组织损伤的溶酶体酶，从而促进炎症反应。

细菌酶可通过破坏结合上皮为细菌及其毒性产物的侵入开辟通道，还可破坏结缔组织中的胶原与基质成分，导致牙周变性，加深牙周袋，增强骨的吸收，最终造成牙齿松动脱落。另外还有研究证实，口腔细菌可通过眼沟上皮进入上皮下结缔组织，侵入牙槽骨及牙骨质，直接导致牙周组织的破坏。

（2）中性粒细胞的作用

中性粒细胞可在菌斑的辅助作用下进入龈沟及牙周袋，然后在抗体及补体的共同协助下吞噬细菌，因此被誉为牙周组织抵御病源微生物的首道屏障。同时中性粒细胞也会释放某些酶对牙周组织产生破坏，但一般发生部位都较表浅。

（3）细胞因子的作用

菌斑及其毒性产物不但启动了早期的炎症反应，同时激活了宿主的防御细胞，产生并释放了如白细胞介素、肿瘤坏死因子 -a、前列腺素 E、基质金属蛋白酶等内源因子，这些成分均可导致组织的继发性损伤。

（4）局部促进因素

① 软垢

软垢也称为牙垢、白垢，乳白或淡黄色，为疏松地黏附在牙面、修复体及牙石表面的细菌性沉积物。容易附着在牙面近颈 1/3 处、牙齿邻接面、龈沟内及排列不整齐的牙面。软垢的多少与个人刷牙效果有很大的关系，常见于儿童青少年及无刷牙习惯的成年人口腔，软垢由微生物、食物残渣、脱落的上皮细胞、白细胞及唾液中的各种成分混合而成。因为软垢内藏匿有大量的细菌微生物，因此容易刺激牙龈，引发炎症反应。

② 牙石

牙石也称为钙化的牙菌斑，是沉积在牙面、充填物和修复体上的细菌性沉积物。根据附着的部位分为限上牙石和眼下牙石。与牙周炎密切相关的主要是银下牙石。银下牙石坚硬粗糙，对脆弱的牙龈上皮组织产生机械刺激，且表面常黏附有尚未矿化的菌斑，刺激牙龈引起炎症。牙石的多孔性结构还容易吸附更多的细菌毒素，对牙龈造成刺激。因此牙石的存在是引起牙龈炎症出血、牙周袋加深、牙槽骨吸收的重要促进因素。

③ 食物嵌塞

食物嵌塞分为水平型和垂直型两种类型。是在咀嚼过程中，食物被咬合压力楔入（垂直型）或被唇颊黏膜推至（水平型）相邻两牙牙间隙。水平型食物嵌塞可造成牙龈炎、牙龈脓肿、牙周膜炎、邻面龋、根面龋及口腔异味。垂直型食物嵌塞除了可以引起上述损害外，还能造成牙龈退缩和牙槽骨的吸收。

④ 咬合创伤

如果牙齿在咬合或咀嚼过程中产生的力量过大，超过牙周组织能够承担的能力，引起一系列牙周组织病变，这种作用即为咬合创伤。引起咬合创伤的咬合关系称为创伤性验。咬合创伤常合并有牙周炎症，两者发挥协同作用，共同破坏牙周组织。

⑤ 不良修复体

充填物邻面的悬突，修复体接触牙龈过紧、边缘过长或不密合、邻面接触点位置不当，基托或卡环设计及制作不当等。这些情况都可造成牙垢和牙石的沉积，发生食物嵌塞或引起咬合创伤，导致牙龈炎症甚至牙周萎缩。

⑥ 吸烟

吸烟已被证实为牙周病的重要危险因素之一。有文献报告86%～90%顽固性牙周炎患者有吸烟史。吸烟对牙周组织的影响表现在以下几个方面：吸烟影响口腔局部的血液循环，所导致的免疫学改变降低了牙周组织的抗感染能力；抑制了成纤维细胞的生长，影响牙周组织的修复和创面的愈合；烟草燃烧所产生的热量对于牙龈是一种局部刺激，造成牙龈红肿、长期处于慢性炎症状态；吸烟者牙面菌斑、牙石沉积速度快，口腔卫生差，更容易罹患牙周疾病；吸烟抑制成骨细胞，导致骨质疏松和骨吸收，因此吸烟者牙槽骨丧失更明显，长期发展可导致牙周袋形成、牙根暴露、牙齿松动。

⑦ 不良习惯

磨牙症（夜磨牙）是指牙齿在不咀嚼不吞咽时，上下牙列不自主地互相磨动的情况，多发生于夜间熟睡时。紧咬牙是不自主地咬紧牙齿，可发生于夜晚或白天。两种不良习惯产生的异常𬌗力均可造成牙周组织损伤，在细菌感染或牙周炎症的共同作用下，加重对牙周组织的破坏。咬笔头、咬指甲、咬烟斗、咬瓶盖等不良习惯加重了牙周组织的负荷，可造成牙龈退缩甚至牙槽骨的吸收。偏侧咀嚼习惯常造成废用侧牙周组织因缺少功能性刺激而萎缩，同时堆积大量软垢、牙石，引起牙龈炎。刷牙或剔牙方法不正确还可造成牙龈充血、糜烂或牙龈退缩。另外口呼吸则有可能造成牙龈慢性炎症或增生。

（5）宿主易感因素

某些全身因素可降低或改变牙周组织对外来致病因素的抵抗力，增加宿主对细菌及其毒性产物致病的易感性，影响牙周组织的修复能力，促进牙周炎的发生和发展。

遗传因素被证实与某些类型的牙周炎发生有关，如侵袭性牙周炎具有一定的家族聚集性，遗传性疾病掌跖角化——牙周破坏综合征、Down 综合征患者也常伴有牙周组织的破坏。

内分泌因素能改变牙周组织对菌斑等外来刺激的反应，如青春期龈炎、妊娠期龈炎都说明激素水平的变化与其龈炎的发生密切相关。胰岛素依赖型糖尿病患者因其自身免疫力降低,极易发生牙周病。

另外，严重的营养不良、过度劳累及精神压力可降低宿主的抗感染能力，加重牙周组织炎症的破坏。

临床上最多见的牙周炎是慢性牙周炎，好发于成年人，患者多伴有局部或全身因素，儿童和青少年较为少见。侵袭性牙周炎则主要见于青少年，患者往往有家族史，一般无其他不适，临床表现有深的牙周袋并伴有牙槽骨的吸收。牙周炎根据破坏的范围可分为局限型与广泛型两种类型。

牙周炎发病初期多数患者只有牙龈炎的特征，表现为牙龈红肿、质地松软、探诊出血，随后可逐渐出现牙周袋溢脓、口臭、咀嚼无力、牙松动以及牙伸长、倾斜、移位等，严重者牙齿脱落造成牙列缺失。

由于龈沟内容易沉积菌斑，炎症首先侵犯牙龈的龈沟上皮和结合上皮，逐渐向深部扩展。当宿主的防御能力降低，在牙周菌双等因素的作用下，牙周炎可呈活动期的病理表现；而当宿主的防御能力增强，菌获得到控制或在治疗措施的干预下，牙周破坏可停止，呈现静止期的自我修复表现。以下从牙周炎的形成过程、牙周炎活动期及静止期的病理变化两方面进行介绍。

牙周炎是一个连续发展的过程，分为四个阶段，依次为始发期、早期病变期、病损确立期和进展期。（1）始发期：龈沟上皮与结合上皮周围出现急性渗出性炎症反应。毛细血管扩张充血，通透性增加，渗出的中性粒细胞与单核细胞进入龈沟内，龈沟液增多。上皮及固有层的结缔组织内有大量中性粒细胞、少量淋巴细胞及巨噬细胞浸润。此期持续 2~4 天。（2）早期病变期：在结合上皮周围除了增多的中性粒细胞以外，出现大量 T 淋巴细胞，还可见少量的浆细胞及巨噬细胞。龈沟内炎症渗出物继续增多，可见大量的中性粒细胞。胶原纤维变性，结合上皮增生。临床表现为龈炎的特征。此期可持续3周以上。（3）病损确立期；结合上皮及龈沟上皮下出现增多的B淋巴细胞，可见多数浆细胞。龈沟液内出现了多种炎症刺激物。结合上皮向根方增殖，浅牙周袋形成。但牙槽骨尚无明显吸收。此时如果机体免疫功能增强且有治疗措施干预，则病损可静止，进入修复期；否则继续发展到进展期，病损也将无法逆转。（4）进展期：结合上皮冠方与牙体组织剥离，附着丧失，同时向根方增殖，深牙周袋形成，胶原纤维及基质变性、丧失。牙周袋内的炎性渗出物、抗体及补体成分增多。牙槽骨吸收明显，可见大量破骨细胞。牙周溢脓，牙齿松动甚至脱落。

第六节 涎腺病与口腔颌面部囊肿

一、涎腺病

（一）涎腺非肿瘤性疾病

1. 涎腺发育异常

（1）涎腺先天缺失与发育不全

涎腺先天性缺失发病率极低，病因尚不清楚。可发生于任何涎腺，表现为单侧或双侧腺体缺失，大涎腺的先天缺失罕见。临床表现为腺体和导管缺如，单侧发生时，其余涎腺可代偿性增大；多个腺体先天缺失可致口干症伴全口猖獗性龋。涎腺发育不全表现为腺体过小畸形，可伴有头颈部其他异常，如鳃弓综合征的小颌畸形等。大涎腺发育不全时，口腔表现与颊部恶性肿瘤放射治疗后的症状相似。

（2）涎腺导管发育异常

导管发育异常为先天性导管畸形，包括先天性涎腺导管扩张，导管开口位置异常以及涎腺导管先天闭锁，其中涎腺导管扩张较常见。涎腺导管扩张可通过涎腺造影显示，主导管扩张时，呈囊状；末梢导管扩张时呈点球状，且与主导管相连。主导管扩张呈囊状可成为慢性涎腺感染的潜在因素，这主要见于下颌下腺导管，但病理改变较少；末梢导管扩张，则主要见于腮腺。镜下见扩张的导管为单层或复层柱状上皮衬里，腔内含絮状分泌物。继发感染者有明显的炎细胞浸润。

导管开口位置若发生异常，可出现下颌下腺导管开口位于口底后部；腮腺导管开口位于口角，副导管开口出现在颊、下颌下缘、上颌窦及颈部，且可形成先天性涎瘘。涎腺导管先天闭锁罕见，易致涎液潴留，并且产生严重的口干症。

（3）副涎腺与先天性涎腺肥大

副涎腺是涎腺发育过程中，在主腺体周围间充质内由与其相连的上皮条索继续增生而形成，表现为一个或多个副腺体，增生的上皮条索最后形成导管。临床表现为局限性包块，易误诊为良性肿瘤。

涎腺先天性肥大又称黏液腺腺瘤样增生，腮腺及下颌下腺均可发生。临床表现为无痛性肿块，质地可软可硬，也见于硬软腭交界处、下颌磨牙后区等处。临床上主要采取手术切除增生的腺组织。镜下见黏液性腺泡和导管在数量上明显增多，致腺小叶明显增大，但炎症、黏液滞留、间质纤维化等极少见。

（4）异位涎腺与迷走涎腺

异位涎腺是指腺体于正常位置内缺如，表现为腺体位置异常。腮腺和下颌下腺均可发生，可单侧或双侧。一般无症状，局部隆起如肿块，进食时有发胀感；偶可发生涎瘘，继发炎症、囊肿或肿瘤。腮腺常沿咬肌前缘或下缘异位，下颌下腺异位于扁桃体窝及下颌舌骨肌之上的舌下间隙，有的可与舌下腺融合。

迷走涎腺指正常涎腺腺体存在，而在其周围或远离部位又出现的涎腺组织。迷走涎腺无导管系统，因而进食时不分泌唾液，但可形成涎瘘。临床主要见于颈侧、咽及中耳，也见于下颌骨、牙龈、扁桃体窝和腮腺区淋巴结处等，主要原因在于涎腺的发育与第一、二鳃弓关系密切。如果腮腺区淋巴结内存在迷走涎腺则与淋巴上皮病变和沃辛（Warthin）瘤等发病有关。

2. 涎石病

涎石病又称涎腺管结石，以下颌下腺居多，其次为腮腺、舌下腺和小涎腺，小涎腺主要见于上唇和颊黏膜。下颌下腺结石多见可能与下列因素有关：下颌下腺分泌物富含黏蛋白且含钙量高，致分泌物黏稠，钙盐容易沉积；下颌下腺导管长且不规则，分泌物易于淤滞；导管开口于口底，导管口较大，异物容易进入导管内。加之脱落的上皮细胞、细菌或细菌分解产物作为核心，唾液中的钙盐沉积于核心周围而形成。

主要发生于青壮年，男性多于女性。结石可发生于导管内或腺体内，导管内较多见。此外，某些患者同时伴有身体其他器官结石，可能与全身代谢有关。结石可无症状，若发生于导管内可出现阻塞症状，进而引起排唾障碍和继发感染。进食时腺体肿胀、疼痛，严重者向耳题及颊部放射，进食后不久肿胀逐渐消失，疼痛缓解；挤压时可见脓汁自导管口排出；若结石位于导管前部，可触及局部有压痛。

结石可为单个，淡黄色或褐色，呈圆形或长柱形，剖面为同心圆层板状，有一个或多个核心，直径 0.1~2.0cm 不等；有时则表现为泥沙样。结石的化学成分主要是无机物，以磷酸钙为主，并有少量钾、钠、镁、铁等盐类。

结石所在部位的导管有不同程度的增生扩张，管腔上皮脱落形成糜烂或溃疡，或出现鳞状化生。导管周围慢性炎症细胞浸润，近腺体部导管扩张，管腔内含有黏液和炎症细胞。腺泡变性、萎缩，纤维结缔组织增生。

3. 坏死性涎腺化生

坏死性涎腺化生是一种因受物理、化学或生物性损伤，使局部缺血而发生腺泡细胞的坏死性、炎症性、非肿瘤性、有自愈倾向的良性病变。其临床、病理易与恶性病变相混淆。

本病大小涎腺均可发生，小涎腺多见，又多发生于腭部，尤其是硬软腭交界处，可单侧或双侧。颊黏膜及磨牙后腺也可发生。本病特征为黏膜表面形成火山口样溃疡，深达骨面，但不破坏骨组织；溃疡中心坏死，边界清楚，周缘隆起，周边黏膜充血，颇似恶性肿瘤。少数患者仅表现为局部肿胀，表面黏膜充血，不出现溃疡。一般无痛或偶有麻木。病程6~8周，自行愈合。

主要表现为溃疡周围的表面上皮呈假上皮瘤样增生，腺泡壁溶解消失，黏液外溢形成黏液池；导管上皮鳞状化生，形成大小不等的鳞状上皮岛；当腺小叶完全由鳞状细胞团片取代时，易误诊为分化好的鳞状细胞癌或黏液表皮样癌，区别在于化生的鳞状细胞形态一致，无核异形性或间变。腺体内有弥散的炎症细胞浸润。

（二）涎腺肿瘤性疾病

涎腺肿瘤在临床表现上大多有共同之处，但在组织病理学上却多有各自的特点，其中涎腺上皮性肿瘤的病理图像又较复杂。涎腺肿瘤绝大多数来源于上皮，间叶性成分少见；发病部位上以大涎腺居多，其中腮腺最多见。

1. 涎腺上皮性良性肿瘤

（1）多形性腺瘤

多形性腺瘤是最常见的涎腺肿瘤，同义名混合瘤。以镜下结构多形性为特征，主要为上皮和变异的肌上皮成分与黏液样、软骨样成分。曾认为黏液样、软骨样成分来自间叶组织，故又称混合瘤，实为肿瘤性上皮成分的产物。

流行病学是涎腺肿瘤中发生率最高者，约占所有涎腺肿瘤的60%。可发生于任何年龄，以30~60岁最多见，就诊平均年龄46岁，女性稍多。发病部位约80%发生在腮腺，下颌下腺次之，舌下腺罕见；小涎腺以腭部最多，其次为上唇、磨牙后区、颊、舌等部位。腮腺下极是最常见的发病部位，深叶肿瘤可表现为咽旁肿块；腭部通常发生在一侧硬软腭交界处。发病特点通常表现为缓慢生长的肿块，偶有疼痛或面神经麻痹者。肿物呈不规则形，大小通常在2~5cm，但有些可很大。小肿瘤通常形成光滑、可活动的实性肿块；较大肿瘤可向皮肤或黏膜表面隆起，如果发生在腭部还可致黏膜表面发生创伤。发生于腭部以及多次复发的一般形成固定的肿块，如有囊变又接近体表者触诊有波动感。

大体检查为肿物多呈界限清楚的椭圆形或圆形肿块，较大肿瘤表面多有结节。肿物常有包膜，但包膜厚薄不一，特别是发生在小涎腺或以黏液样成分为主的肿瘤，可有部分包膜或完全无包膜；大涎腺多形性腺瘤分切时包膜易与瘤体剥离。剖面均质，白色或褐色。此外，可见囊腔形成，腔内含有半透明胶冻状的黏液，有的肿瘤组织中可见浅蓝色的软骨样组织以及黄色的小块角化物。偶见出血和坏死灶。复发的肿瘤常为多灶性。

光镜观察是多形性腺瘤具有多形性或"混合性"特征，即肿瘤性上皮细胞与黏液样、软骨样组织混杂在一起，每个肿瘤的表现不尽相同。上皮细胞无非典型性，细胞核呈空泡状，无明显核仁，核分裂少；但上皮细胞类型变化较多，包括立方样、基底样、鳞状、梭形、浆细胞样和透明细胞。上皮细胞通常形成腺管样结构或团片状。

良性肿瘤，由于肿瘤表面多有结节以及包膜不完整或无包膜，术后容易复发。多次复发或病期长者可发生恶变。肿瘤来自闰管储备细胞，它可向上皮细胞分化，又可向肌上皮细胞分化，肿瘤性肌上皮细胞进一步间质化生，形成黏液软骨样基质，从而形成了多形性腺瘤的多形性结构。

（2）肌上皮瘤

肌上皮瘤又称肌上皮腺瘤、良性肌上皮瘤。是一种几乎全部由具有肌上皮分化特点的细胞构成的良性肿瘤，肿瘤细胞可形成片状、岛状或条索状。

流行病学少见，约占所有涎腺肿瘤的 1.5%。儿童或老年均可发病，高峰年龄为 40~50 岁，无性别差异。发病部位主要发生于腮腺占 40%，其次为小涎腺，其中以腭部多见。发病特点是肿瘤生长缓慢，无痛，与周围组织无粘连。

大体检查为肿瘤为周界清楚的圆形或结节状包块，直径通常小于 3cm，有包膜或部分包膜缺失。切面实性，灰白色或黄褐色，有时表现为半透明胶冻样。

光镜观察是肿瘤细胞呈梭形、浆细胞样（或玻璃样）、上皮样和透明细胞。多数肿瘤由一种形态的细胞构成，也可由几种形态细胞构成。梭形细胞呈梭形彼此连接成束，核中位，核膜薄，染色质细而分散；胞质大部分被核占据而趋向两极，内含嗜酸性的微小颗粒或原纤维样物。浆细胞样细胞呈多边形，排列成片块状或散在分布，核大而圆、偏位；胞质丰富、嗜酸性，呈现致密的非颗粒性或玻璃样，细胞间可见细胞间桥；此类细胞多见于小涎腺肿瘤。上皮样细胞呈圆形至多边形排列成巢或条索状，细胞核位于中央，胞质嗜酸性多少不等，偶成假性腺腔，腔内为黏液样组织。透明细胞呈多边形，胞质透明且丰富，内含大量糖原，可见细胞之间微囊腔隙。

肌上皮瘤各组织结构中，肿瘤细胞间可见微囊腔，某些部位细胞疏松，形成类似多形性腺瘤中黏液样结构。肌上皮瘤是否伴有软骨样基质尚有争论，以及是否存在导管样结构意见不一。肿瘤间质为纤维结缔组织，有的部位呈黏液样改变。

良性肿瘤，彻底切除后复发率低，如为病程较长者或多次复发的肿瘤可发生恶变。和多形性腺瘤一样，来自闰管储备细胞或导管腺泡复合体的干细胞。

2. 涎腺上皮性恶性肿瘤

（1）腺泡细胞癌

腺泡细胞癌又称浆液细胞腺癌，是较少见的涎腺恶性肿瘤。肿瘤中至少一些细胞呈浆液性腺泡细胞分化，特征为胞质内含有酶原颗粒；此外，还含有一部分肿瘤细胞类似于涎腺导管细胞。

流行病学 10~70 岁均可发病，发病年龄分布相当平均，女性较男性稍多。发病部位约 80% 见于腮腺，约 17% 累及小涎腺，颌下腺只占 4% 左右。发病特点是肿瘤生长缓慢，活动度较好。少数生长较快，活动度差。患者多为无痛，有时出现疼痛和反复增大与缩小病史。亦有少数双侧腮腺同时患病。

大体检查是肿物呈圆形，直径 1~3cm，偶见结节状，有薄层包膜，多不完整。剖面多为实性，分叶状，呈褐色或红色，有时见出血、坏死和囊性变。

光镜观察是浆液性腺泡细胞的分化是该瘤的主要特点，但肿瘤细胞还有几种类型，包括腺泡样细胞、闰管样细胞、空泡样细胞、透明细胞和非特异腺样细胞等。腺泡样细胞为大的、多边形，胞核圆、偏位，胞质内含嗜碱性颗粒，此颗粒 PAS 染色阳性；闰管样细胞呈立方形或矮柱状，较腺泡样细胞小，核居中，细胞围成大小不一的腔隙；空泡样细胞大小不一，圆形或卵圆形，核小常被挤至一侧，胞质内有大小不等的空泡；透明细胞大小和形态上相似于腺泡细胞，但胞质不着色：非特异腺样细胞呈圆形至多边形，双嗜性至嗜酸性，核圆，细胞边界不清。肿瘤多以腺泡样细胞和闰管样细胞为主，根据肿瘤细胞类型和组织结构分为四种类型，其中实体型和微囊型更常见。

（2）多形性低度恶性腺癌

多形性低度恶性腺癌又称为小叶癌、终末导管癌，是以细胞形态一致、组织结构多样、浸润性生长、临床转移率低为主要特征的涎腺上皮性恶性肿瘤。

中年以上高发，女性稍多见。此瘤主要发生于口内小涎腺，以腭腺最多见，约占 60%，其余也可见于颊黏膜、磨牙后区、上唇和舌根等部位。发病特点是腭部无痛性生长包块最常见，一般不形成溃疡。

大体检查是肿瘤通常为实性，呈黄褐色，分叶状或结节状，无包膜，浸润性生长，平均直径 2.2cm。

光镜观察是多形性低度恶性腺癌的特征为细胞形态一致，组织结构多样及浸润性生长。瘤细胞较小，立方形或柱状，形态一致，胞质具较明显的嗜酸性，核深染、无明显异形性，核分裂象少见。组织学结构多样，可以是筛状、小条索状、小导管状、小叶状、乳头囊状等，这些结构常常以不同比例合并存在。根据肿瘤不同，多以某种组织类型为主。瘤细胞可环绕残余的腺泡、神经、血管等形成同心圆状结构，肿瘤间质常呈玻璃样变或黏液透明样变。

此瘤低度恶性，复发率低，预后良好。偶有区域淋巴结转移，很少远处转移。在组织学发生上推测此肿瘤来自向肌上皮细胞和导管上皮细胞分化的多潜能细胞或储备细胞。

二、口腔颌面部囊肿

（一）牙源性囊肿

1. 发育性牙源性囊肿

（1）含牙囊肿

含牙囊肿囊腔内包含埋伏牙牙冠，囊壁附着于此牙牙冠的颈部，也称为滤泡囊肿。

含牙囊肿内所含的牙齿大多数为恒牙，偶见含乳牙或额外牙，好发于容易出现阻生牙的区域，如下颌第三磨牙，多发生于10~39岁患者，男性比女性多见；囊肿生长缓慢，早期无自觉症状，往往因牙齿未萌、缺失或错位而行X线检查时被发现。囊肿发育较大时可引起颌骨膨隆或面部不对称、牙齿移位及邻近牙的牙根吸收。含牙囊肿一般发生于牙冠形成后，缩余釉上皮和牙面之间液体蓄积而成囊肿。若囊肿发生于釉质完全形成之前，所含牙齿可表现釉质发育不全。

通过肉眼可见囊腔内含有牙冠，牙颈部有菲薄的囊壁附着，囊液多为黄色；镜下见纤维结缔组织囊壁内衬由2~5列扁平细胞或矮立方细胞构成的复层鳞状上皮，上皮较薄，类似于缩余釉上皮，没有上皮钉突，无角化；纤维囊壁内含丰富的糖蛋白和黏多糖，并且炎症不明显，如果囊肿感染，囊壁组织内会有大量炎症细胞浸润，上皮增生并且上皮钉突明显。部分囊肿的衬里上皮可含黏液细胞或纤毛柱状细胞，皮脂腺细胞在少数情况也可见到。含牙囊肿手术治疗后很少复发，预后较好。

（2）发育性根侧囊肿

发育性根侧囊肿是指发生于活髓牙根侧或牙根之间的牙源性发育性囊肿，与炎症刺激无关。

发育性根侧囊肿可发生于任何年龄，患者平均年龄为50岁，约 70% 发生于下颌，以尖牙和前磨牙区最多见。

衬里上皮为较薄、无角化的鳞状或立方状上皮，由 1~5 层细胞组成，胞核较小，呈固缩状。

2. 炎症性牙源性囊肿

（1）根尖周囊肿

根尖周囊肿属于炎症性囊肿，常发生于死髓牙的根尖部，是颌骨内最常见的牙源性囊肿。相关牙拔除后，若其根尖炎症未作适当处理而继发囊肿，则称为残余囊肿。

根尖周囊肿多发生于 20~49 岁患者，男性患者多于女性。囊肿多发生于上颌的切牙和尖牙部位。较大的囊肿可导致颌骨膨胀，常引起唇颊侧骨壁吸收变薄，扪诊时有乒乓感。

肉眼见囊肿大小和囊壁厚薄不一。镜下见囊壁的囊腔面内衬无角化的厚度不均匀的复层鳞状上皮，上皮钉突不规则伸长的增生，相互融合呈网状。上皮被中性粒细胞为主的上皮内炎症细胞浸润，并有明显的细胞间水肿。纤维组织囊壁内可见含铁血黄素和胆固醇晶体沉积。穿周抽吸的囊液中闪闪发亮的物质即为胆固醇晶体。囊壁内被淋巴细胞、浆细胞等浸润，因而炎症明显。衬里上皮和纤维囊壁内有时可见透明小体。

（2）牙旁囊肿

牙旁囊肿包括炎症性根侧囊肿和下颌感染性颊囊肿，牙旁囊肿发生于阻生下颌第三磨牙的颊侧或远中颊侧，患者常有冠周炎反复发作史。在临床上，牙旁囊肿还易与发育性根侧囊肿相混淆，但后者一般不伴有炎症。

镜下见囊壁内衬无角化的复层鳞状上皮，厚度不均匀，结缔组织囊壁内有大量炎症细胞浸润，可见胆固醇结晶和异物巨细胞反应。虽然其镜下表现与根尖囊肿相似，但根尖囊肿的患牙为死髓牙，而牙旁囊肿的伴随牙为活髓。

（二）非牙源性囊肿

1.鼻腭管（切牙管）囊肿

鼻腭管（切牙管）囊肿是最常见的非牙源性囊肿，根据所在部位不同分颌骨切牙管囊肿和切牙乳头囊肿。这组囊肿约占所有非牙源性囊肿的 70% 以上。

鼻腭管囊肿可发生于任何年龄，其中 30~60 岁为高发年龄，男性比女性多见。此囊肿最常见的表现为腭中线前部的肿胀，有时可伴疼痛或瘘管形成。小的病变呈心形，是由于囊肿增大过程中与鼻中隔形成的切迹重叠所致，双侧囊肿非常罕见。较大的病变可向后上发展，并有牙槽嵴、鼻中隔破坏。

鼻腭管囊肿的衬里上皮变异较明显，可内衬复层鳞状上皮、立方上皮或柱状上皮，有时也可见含黏液细胞的假复层纤毛柱状上皮，这些上皮类型可单独或联合存在。近口腔部的囊肿常内衬复层鳞状上皮，而近鼻腔部的囊肿常为呼吸性上皮。结缔组织囊壁内有时可见散在的慢性炎症细胞浸润和小灶性黏液腺，并可含有通过切牙管的鼻腭神经和血管。

2. 鼻唇（鼻牙槽）囊肿

鼻唇（鼻牙槽）囊肿是一种发生于牙槽突表面近鼻孔基部软组织内的囊肿，较为少见。发病女性多于男性，年龄以30~50岁多见。此囊肿可双侧发生，常见的症状是肿胀，囊肿增大可致鼻唇沟消失，鼻翼抬高，鼻孔变形。X线片不易发现，有时可见上颌骨表面的浅表性骨吸收。

囊壁多呈皱褶状，衬里上皮一般为无纤毛的假复层柱状上皮，含黏液细胞和杯状细胞，也可见复层鳞状上皮或立方上皮。其组织学所见主要为假复层柱状纤毛上皮，是从鼻泪管与由鼻泪管狭窄造成的畸变部或憩室连接处的尾端形成，故其起点还是与胚胎的面部形成有联系。

3. 球状上颌囊肿

球状上颌囊肿较为少见，发生于上颌侧切牙和单尖牙牙根之间，且邻牙为活髓牙，常导致相邻牙牙根的移位。

球状上颌囊肿的衬里上皮多为复层鳞状上皮和（或）纤毛柱状

上皮。以往认为球状上颌囊肿是由中鼻突的球状突和上颌突融合处的上皮残余所发生，属于而裂囊肿。然而近期研究表明，所谓的球状上颌囊肿并不是一种独立的囊肿，而可能是发生在"球状上颌"部位的牙源性囊肿，如根尖周囊肿、发育性根侧囊肿，甚至牙源性角化囊肿等。

第三章　口腔的自我保健

牙齿在我们的生活中非常重要。如果牙齿有问题，我们的生活会带来很大的负担。在生活的中午，我们应该注意口腔的自我保健，合理照顾我们的牙齿。本章主要从口腔保健卫生常识、烟酒糖茶与口腔健康、刷牙与口腔保健、牙齿与口腔保健法，四个方面对口腔的自我保健进行阐述。

第一节　口腔保健卫生常识

一、保持牙齿清洁

一般人在保持牙齿方面主要采用早晚刷牙的办法，我们认为即便再认真刷牙，也有大约 30~40 的牙面区不彻底，这些区主要分布在相邻牙面，正确使用牙签与牙线就可以帮助您，使您的牙齿更加清洁。

提起牙签，我国古代的诗经说法是牙越剔越稀，这种说法不一定完全正确，重要的是我们选择好牙签，能正确使用。好的牙签，应该是不易折断、表面光滑，没有毛刺，横断面应为扁圆形为好，使用时要给牙面一侧进入间隙，轻轻将食物剔出然后漱口。国外一般讲究使用牙线来去除牙缝之间的食物。不管使用牙签或者牙线切记不要将其在入龈下，防止牙龈损伤后疼痛，这样才能保证牙齿高度清洁健康。

二、口腔自我保健

口腔是消化道的门户，如果口腔不洁或牙齿有病，不仅会危及牙齿，导致病从口人，还是引起消化道和呼吸道疾病的原因之一。①自我保健就是要求自己自觉地行动起来，经过主观努力，采取主要措施同自体的虚弱、疾病、衰老作斗争，防止各种疾病，保护自身健康，是一种无需多大投资而收益显著的好方法。WHO 把自我保健作为卫生保健工作的一项重要措施和手段，要求人们掌握卫生保健知识，学会保健方法。自我保健可以起到医疗和药物所不能起到的作用。通过自我保健能够提高自身防御能力和免疫功能，使许多疾病在萌芽时期就可以被消除。人体是一个完整的机体，机体的每一个区域都可以反映出整体的状态，尤其头面、耳鼻、手足更能

———————————

① 杨建峰. 养生堂 [M]. 南昌：江西科学技术出版社，2017.

反映整个机体的全貌。体内每一个脏腑都通过经络与体表的每个局部相互联系，功能上保持协调一致，通过体表的保健按摩能起到防治疾病、强健体魄的作用。祖国医学记载的"十常"很值得借鉴，即齿常叩、津常咽、鼻常揉、睛常运、面常搓、足常摩、耳常弹、腹常旋、肢常伸、肛常提，另外还有口常闭、发常栉、背常暖、心常舒、神常存等，运用这些自我保健方法，不需要任何附加条件，只要坚持下去，就能收到意想不到的效果。

三、"二十常"中口腔保健内容

（一）齿常叩

经常叩齿能坚齿固肾壮体。即上下牙齿相互叩击有声，每日晨起叩齿 1 次或早晚叩齿 2 次，每次叩 36 下，牙列不齐者还要叩击错位牙，牙周炎症期间要轻叩或暂停叩齿。

（二）津常咽

津液即唾液，中医称金津玉液、琼浆甘露、华池神水等。现代医学研究证明，唾液含有许多营养成分和生长因子，所以，平时不仅不能随意吐唾，还要增加和利用唾液。中医有搅水津之说，即舌搅口腔，闭唇鼓腮漱唾 36 下，分 3 口咽下，意送丹田。常行之能增液补肾强身，防治口咽和胃肠疾病。

（三）口常闭

闭口静息犹如闭目静思一样，有调节呼吸（鼻呼吸）、静心养神、疏通经络气血的作用，平时张口呼吸不卫生，容易导致口齿疾病和全身疾病，要保持用鼻呼吸的习惯。行闭口静息法时立坐皆宜，双唇轻轻闭拢，用鼻均匀呼吸，默念呼吸次数1，2，3，……直到36次为1遍，可反复此法。

四、立足口腔，洞察全身

口齿是身体的门户，口腔颌面部疾病大多与全身疾病有着密切关系，一是口腔颌面部的病症能反映出全身性的疾病，二是部分全身性疾病是由口齿疾患所引起。临床上的口腔综合症除少数是颌面单发的疾病外，大多是全身各系统疾病和口腔颌面疾病共同形成的，与口腔颌面有关的综合病症和体征有500余种，这里不再赘述。口腔内的特殊气味可反映全身性系统性疾病，口腔内的霉菌感染多发生在老慢支、肺心病、糖尿病、恶性肿瘤的晚期患者，食道癌晚期者可出现化脓性腮腺炎。口腔疾病与全身疾病可以同时出现，也可单独发生，颌面、口唇、舌头、牙齿、颊粘膜等处的异常表现都可能预示着全身性疾病的存在，所以对待口腔颌面部病症要有一个整体观念。

口腔病灶指龋齿、牙周炎、根尖炎、颌骨骨髓炎、牙残根残冠及根尖囊肿等，病灶内的细菌与毒素通过血液和淋巴液到达全身器官和组织，可引起许多全身性疾病，常见的有慢性肾炎、慢性胃炎、风湿热、关节炎、慢性咽炎、偏头痛、皮肤病、不明原因的低烧等。一旦去除口腔局部疾病或病灶，上述相应的全身性疾病也随之消退。

龋齿内的细菌可以直接扩散到眼眶而引起眶内感染，如急性化脓性炎症，但大多数是对病灶的免疫反应所发生的眶内过敏性炎症，如角膜炎、虹膜睫状体炎、脉络膜炎、视网膜视神经炎等。龋齿进一步发展，引起急慢性牙髓炎和根尖炎，其细菌和毒素或组织蛋白分解物经常进入血液，经血循环至眼部引起过敏反应。在口腔科诊治的病人中，当治好龋病如残根残冠牙及根尖囊肿后，病人的视力突然提高许多，视神经炎等眼部疾病日趋康复。所以对有眼病的患者，要注意观察其有无龋病，若有，应积极治疗。

有少许心肌梗塞病人发病前数小时出现剧烈的牙颌系统疼痛，因此来口腔科诊治，有时这类病人经口腔检查无特殊异常，但经心电图检查却提示异常心电图波形，病人很快出现心肌梗塞的表现。

说明对不明原因的牙颌疼痛患者要想到查心电图或进行严密观察。某些有心肌梗塞病史的患者，发作之前的牙颌疼痛预示着病情的加重，应引起重视。

第二节　烟酒糖茶与口腔健康

一、烟与口腔健康

（一）烟对口腔健康的危害

吸烟不仅影响整个机体的健康，而且烟与口齿疾病有着密切的关系，只是尚未引起人们的重视，事实上，吸烟对口腔黏膜、牙齿、牙周组织、舌头均有损害，现从以下几个方面进行介绍。

1. 口腔癌症

常见的口腔癌症有牙龈癌、舌癌、唇癌。统计资料表明，在口腔癌症患者中，90% 的为吸烟者，其中男性吸烟患者为不吸烟者的 4 倍，女性吸烟者为不吸烟者的 9 倍，尤其在癌症手术后，戒烟能使癌症复发率显著降低，且不吸烟的口腔癌症患者存活率较吸烟患者高一倍多，特别是既吸烟又喝酒的人和使用无烟草（咀嚼与鼻吸）的人发病率更高。如果忌烟酒，80% 的口腔癌可以预防。所以，吸烟是口腔癌症发病增高的一大原因。

2. 牙周疾病

科学家研究指出，牙周病的严重程度与开始吸烟的年龄有直接关系，与吸烟时间的长短有关，与每日吸烟的数量有关。所以吸烟是使牙周破坏加剧的一项严重高危因素，其原因在于吸烟导致机体免疫力下降，牙周组织抗感染能力降低而患牙周病。有学者指出，吸烟是形成牙结石及食物残渣蓄积口腔内的原因之一，同时，吸烟所产生的化学物质容易引起坏死性溃疡性牙龈炎。所以，戒烟是减少牙周病的重要措施。

3. 口腔黏膜病

吸烟对口腔黏膜产生化学刺激和灼性物理刺激，吸烟常刺激腭黏膜而使之角化，从而出现黏膜皱褶并逐渐增厚，进而出现红色小结节，黏膜增厚变白。颊黏膜受烟雾刺激而发生白色水肿，表现为口腔黏膜弥散性绒状皱褶，有些黏膜出现白色斑块，如果停止吸烟，三个月后消退，称之为烟斑，否则，应考虑黏膜白斑的可能性。如果病情发展下去，则黏膜角化过度，色泽苍白，高出粘膜面，界限清楚，黏膜失去正常的柔软和韧性。如果白斑出现小结节或变成红色，表面呈疣状、尖起或糜烂、有疼痛感，应考虑白斑恶变的可能。

4. 口腔创面

口内各种组织创面，尤其是拔牙后的创面容易受烟雾刺激而并发感染，延长愈合时间，因为烟雾能溶解血块，收缩牙龈小血管，改变血凝过程，所以要求吸烟患者拔牙后停止吸烟5天以上。如果口腔内有新鲜创面或感染性创面者均不宜吸烟。

5. 口腔卫生

吸烟时烟雾颗粒沉积于牙齿表面、牙龈、粘膜，使之变黑或灰暗，俗称烟斑、烟溃，刷牙时不易去除，不仅影响美观，且是口臭的重要原因，严重影响口腔卫生及口齿健康。

（二）戒烟对口腔健康的益处

戒烟的时候多掌握一些吸烟严重危害健康方面的知识，明确戒烟的好处，如戒烟后数周内，呼吸道咳嗽和有痰的症状就会明显减少或消失。必须具有主动要求戒烟的决心和意志，永远不做烟瘾的"奴隶"。结合个人实际情况制订戒烟计划，并付诸行动，在戒烟过程中要掌握对吸烟行为的抵抗技巧。

戒烟可以有效的消除口臭，还可以减缓咳嗽及有痰的问题。另外戒烟是可以有效地改善睡眠，还可以促进视力的提高。对于一些高血压疾病的患者，通过戒烟可以帮助促进血压降低，另外还可以使得牙齿变得更白。

吸烟是有害于健康，长时间的吸烟容易诱发多种疾病问题，可能会到老年的时候出现多种心脑血管疾病，还容易对心脏以及肾脏都产生不良的影响，通过戒烟是可以有效的针对这些疾病进行预防。另外长时间的吸烟，嘴巴里是会有臭臭的味道，通过戒烟之后适当的清洁口腔是可以帮助改善这种不良的问题。

二、酒与口腔健康

酒为粮食之精华，古代称醪醴。酒能通血脉，厚肠胃，润皮肤，散湿气。适当饮酒对身体有益，过量饮酒则适得其反。酒与口齿健康有密切关系。

中医认为，酒为狂药，纵酒者，既伤阴又伤阳。临床发现，嗜酒男性的牙周病发生率普遍较高，牙龈和牙周组织的炎症反复发作，牙周萎缩，牙根暴露，牙齿松动，有的 40 岁左右即开始掉牙。

酒的成分醇和醛对身体是有害的，饮酒时，有害物质首先损伤口腔，对口腔黏膜、牙龈及牙齿产生不同程度的刺激，降低口腔组织的抵抗力，增长了口腔黏膜、牙龈及牙病的发病率。

嗜好烟酒的人，外貌普遍显得衰老，尤其颌面部及头部更为明显。所以酒量适宜，这不仅关系到整个机体的健康，也是颜面美容的需要。

三、糖与口腔健康

吃糖太多会伤肾,使肾中阴阳失去平衡,出现面色发黑。肾主骨,齿为骨之余,肾的虚亏直接影响牙齿的健康。我国人民的饮食主要为米、面、玉米和白薯,其中含有大量的淀粉,淀粉就是由许多葡萄糖分子缩合而成的多糖,人们在日常生活中从饭食中所获得的糖分已经能够满足机体的需要,不必再多食糖。一些科学家指出,糖果软性饮料和其他含糖量高的食物会造成人体内部矿物质的缺乏,增加心脏病、糖尿病的发病率,矿物质中的铬缺乏会导致胆固醇升高。成人一天饮食中80%左右为糖类物质,而新鲜水果含糖量约4%~20%,所以饮食需要食物的搭配,控制糖的摄入量。这样对动脉硬化、肥胖病、糖尿病及龋齿的预防有益。早在几十年以前就有"戒糖"之说,因为许多资料证明,每个国家人口死亡率曲线同糖的消耗量平行上升,糖消耗的越多,死亡率越高。近些年来世界卫生组织经过对23个国家的调查研究,确认糖是导致人们死亡的主要因素,糖是老年人健康的大敌。国外有些专家认为,糖是一种"致病毒药""生活公害"。

糖与牙齿疾病的关系早已被人们所认识,我国口腔专家认为,人们牙齿龋坏发病率高的原因之一是食糖量增加,特别是儿童,食甜食,尤其糖果过多,发病率更高。国外调查证明龋齿的致病食品为精制食品，尤其是精制糖。食用白面包的人比食用粗制面包的龋坏率高 2 倍，食用精制糖的人比食用结晶天然蔗糖的龋坏率高 3~4 倍，因为甘蔗提炼的干糖保留了天然甘蔗内所有的矿物质、维生素和微量元素，所以吃粗制谷类食品和粗制糖能维持牙齿健康无龋，而纯蔗糖是龋齿的主要致病原因。我国调查表明，在蔗糖、麦芽糖、乳糖、甘露醇和木糖醇中，对牙齿的致龋危害，以木糖醇和甘露醇最小，蔗糖最大，麦芽糖次之。所以主张用木糖醇和甘露醇代替蔗糖，这样对防止龋坏有着重要意义。因为糖在口腔内被牙齿表面的菌斑（在口内这种菌斑 24 小时即可形成）吸收，细菌使糖发酵成酸，酸在数分钟内即可侵蚀牙釉质，使之脱钙，逐步形成龋洞，如果不注意预防，一年内龋坏就可以从釉质扩展到牙本质，引起冷热酸甜刺激痛等症状，甚至使牙髓发炎，导致剧烈的牙痛。所以控制糖的摄入量，尤其少吃精制食品和精制糖是很必要的。

四、茶叶与口腔健康

宋代名人苏轼记录了茶对牙齿的保健作用，现代国内外科学家研究证明，茶叶里含有机化学成分达 400 多种，无机矿物元素有 40 多种，这些成分对维持人体健康有特殊功效。

茶叶的茶多酚类化合物能结合多种病毒和病原菌，使其蛋白质凝固，从而起到杀死病原菌的作用，用茶水漱口能防治口腔和咽喉部的炎症，如口腔炎、牙龈炎、牙周炎等。茶多酚类可以辅助治疗维生素C缺乏症，促进维生素C在体内的吸收和贮存，防治坏血病，坏血病患者的主要表现为牙龈无明显原因的出血。

茶中氨基酸占干物质的4%，其中茶氨酸占干物质的2%，氨基酸及多酚类、糖茶与口内唾液发生化学反应，能调节味觉和嗅觉，增加唾液，生津利尿，对于口干综合征有防治作用。

茶中含有大量鞣酸，它有收敛、止血、杀菌、中和碱性食物的作用。鞣酸对口腔多种细菌有抑制作用，对口腔黏膜及牙龈有收敛作用，它能中和口内的有毒金属，形成鞣酸金属盐。

茶叶中色素主要有叶绿素、儿茶多酚类氧化缩合产物（茶黄素、茶红素、茶褐素等）。我国口腔医务工作者从红茶中提取了茶色素，这种茶色素具有明显降低血浆纤维蛋白元含量的作用，能加速口腔溃疡面的愈合，所以饮茶对防治复发性口腔溃疡有效。

茶叶中氟含量较多。近年来我国学者对20种茶叶的含氟量作了测量，证明茶叶中含有较多的氟素，尤其是浓茶的含氟量更高，茶中氟含量要比其他食品中的氟含量高十倍至数百倍，20种茶叶中平均氟含量为186.2ppm，其中砖茶含氟量最高，粗茶老梗的氟含量高于茶叶，低档茶高于高档茶。氟素是目前公认的防龋元素，实践证明，牙齿好的人多有喝茶习惯，对于儿童，根据年龄大小和牙齿发育情况，用浓茶擦洗乳牙或每天含漱茶水能增加牙齿的抗龋能力，尤其对儿童的暴发龋或急性广泛性进行性龋坏目前尚无特殊疗法，用浓茶擦洗牙齿、漱口或适量饮茶有较好的防治作用。人们每日摄入的氟大约为65%来自饮水，30%来自食物，其中茶叶含氟量最高。氟为什么能防治龋齿呢？研究证明10岁以前儿童吸收的氟主要蓄积在骨骼和牙齿中，当牙齿完成钙化后，氟主要蓄积在骨骼中，骨和牙齿的含氟量随饮水氟摄入量的增加而增加。氟能影响链球菌的生长和繁殖，阻止其在牙面上粘附；氟能减少酸性产物的形成，牙齿发育时，适量氟与牙釉质结合，增加牙齿的抗酸性，牙齿萌出后，氟离子可由牙齿表面渗透到牙釉质，增加其抗酸性。氟有修复早期龋损的牙釉质作用，促其再矿化，因为氟和唾液中的钙、磷可渗透到龋斑内，脱矿的釉质重新产生新的结晶，龋斑开始硬化，并且再矿化。氟化物不仅能增加牙釉质的抗龋能力，还具有抑制细菌生长的抗菌能力。所以对于容易发生龋坏、口腔溃疡、牙周炎、牙本质过敏、牙龈出血等口腔病的儿童、中老年人、孕妇及饮水氟含量低的人群均可用茶来防治口腔病。

第三节　刷牙与口腔保健

一、牙刷的选择与保养

（一）牙刷的选择

牙刷是清洁口腔的必备工具，我国公元959年制成了象牙牙刷，比欧洲的植毛牙刷早600~700年，塑料牙刷柄及尼龙丝刷毛到20世纪才出现，多少年来，人们一直采用大头硬毛的植毛牙刷，这种牙刷密度大而不透风，难以洗涤，头大不灵活，不易刷到最后的牙齿，刷毛硬不仅达不到清洁口腔之目的，还会损伤牙齿和牙龈。目前各国设计出多种类型的牙刷，如瑞士的旅行牙刷，英国的防龋牙刷，美国的抽吸牙刷，日本的电动牙刷，法国的音乐牙刷，罗马尼亚的水压牙刷，我国生产的电离子牙刷、光能牙刷、半导体牙刷等，各有其优点。

我国于1959年拟订了"标准牙刷"，1975年在北京召开了卫生部、商业部、轻工业部联合组织的牙刷定型推广会议，把我国定型的新产品牙刷取名为保健牙刷，并在全国加以推广，近年来根据多年的实践把保健牙刷制成三种类型，即中学生（成人）型、小学生型、幼儿型，可任意选用。中学生牙刷（成人型）：刷头长（指前后孔距）不超过 32 毫米，刷头宽度为 10~12 毫米，毛束高度为 10~12 毫米，毛束孔距不小于 1.5 毫米，毛束为三排 27 束；小学生牙刷（学龄儿童）：刷头长度不超过 25 毫米，刷头宽不超过 8 毫米，毛束高 8~9 毫米，毛束为三排 21 束；幼儿牙刷适用于学前儿童：刷头长不超过 20 毫米，刷头宽不超过 7 毫米，毛束高 6~8 毫米，毛束两排，共 12~14 束。

保健牙刷的优点为刷头小，毛端平齐或平滑，在口腔内运动灵活，能刷到牙齿的各个方面，尤其能刷到最后面的大牙。刷毛细，弹性好，刷毛使用最细的尼龙丝制成，直径为 0.17~0.2 毫米，富有弹性、软硬度合适，不易损伤牙齿和牙龈，刷牙时还可以起到按摩牙龈的作用。毛束间距疏密合理，束孔 25 个，孔距在 1.4~1.8 毫米。易于通风和保持刷头的干燥，容易刷掉牙间隙内的食物碎屑和牙垢，刷牙时进入牙刷毛束间的食物残渣容易被洗涤清除。

（二）牙刷的保养

正确的刷牙方法——竖刷法本身就能保护牙刷使之不受损坏，但人们还必须学会保养牙刷，因为牙刷毛束根部可以积存大量食物残渣和细菌。国内外口腔学者对病人和健康人使用一个月的牙刷分别进行细菌培养，发现牙刷上都有大量白色念珠菌、链球菌、肺炎杆菌和葡萄球菌，牙刷上的致病菌可引起许多口腔及全身疾病。许多感染可归因于牙刷上的细菌，当免疫缺陷的人使用这样的牙刷后就会引起一些疾病，如吞下的细菌引起肠炎、脓毒血症、败血症、风湿性心肌炎和肾炎等病；自破损的口腔黏膜侵入的细菌可引起各种口腔炎症，如迁延性咽喉炎、牙龈炎、牙周炎等。

如何保养好牙刷呢？下面介绍几种方法：第一，掌握正确的刷牙方法，用力得当，延长牙刷使用寿命。第二，保管好牙刷，每次刷完牙后洗涤干净，甩干水分，保持原形，毛束向上放在口杯内，置于通风处。第三，一般要求 1~3 个月更换一把新牙刷，因为使用一个月后的牙刷毛根部积存的污垢和细菌越来越多，又不易去除。另外，患感冒等病后也需要换一把牙刷。第四，对于免疫力低下或做了器官移植手术的人最好每个月更换一把牙刷。第五，在使用期限内牙刷较脏，可将牙刷头浸泡在 3% 双氧水中静置 4~5 个小时，取出后清水洗净再用。当牙刷毛散开或倾斜时需及时更换牙刷。不能几个人合用一把牙刷。

二、刷牙的按摩作用

刷牙的另一种作用是按摩作用，这是保健牙齿牙龈的一种理想方法，一般用竖刷法刷牙就有一定的按摩牙龈作用，为了更有效地按摩牙龈，使用颤动法刷牙更为理想。具体方法是将刷毛垂直贴在牙龈上，以短距离的前后颤动方式自后向前轻柔按摩。各处牙龈都要刷到，能增进牙龈的血液循环，提高牙龈和牙齿的抗病能力。

三、正确的刷牙方法

每个人的口腔内，都存有很多常在细菌如变链菌、乳酸杆菌等。细菌与唾液中黏液素和食物残屑等形成肉眼看不见的菌斑，附着在牙面、牙床和舌背表面，如不随时将其清除干净，时间久了，发酵产酸，破坏牙齿无机盐和牙周组织，形成龋齿和牙周病。

预防龋病、牙周病的最好方法是讲求口腔卫生，用科学方法刷牙，洁净牙齿，按摩牙龈，保持口腔清洁。据统计，目前我国刷牙人数仅占全国总人口 20%，在刷牙的人群中，由于缺乏口腔卫生常识，大多数人刷牙方法不正确，有的人甚至损伤了牙齿和牙周组织。据统计，成人患楔状缺损者占了 31.43%，平均每人有楔状缺损齿7.68 个，50 岁以上的人达到 60%，70 岁以上的老年人高达 75%。可见采用正确的方法刷牙是很重要的。

牙签和牙线是清洁牙齿邻面的工具，老年人牙齿磨损严重，接触点破坏，或因牙周炎导致牙齿移位，牙间隙增宽，嵌塞食物，不易刷净，需使用牙签或牙线。选用时一定要用包装严密，消毒完善的正品。千万不能用火柴棍、发夹等不洁物品代替，以防刺激牙龈，导致牙周感染。

正确的刷牙，包括刷牙次数、时间和刷牙方式三个方面。

首先是刷牙次数，因为每个人生活习惯和工作条件不同，不能强求一致。据调查，一般人习惯早晨起床后刷牙，乡村很多人，间隔2~3天刷一次牙，也有少数人早晨和晚间各刷一次牙。根据医学家研究，每天早晨刷一次牙，口腔内细菌只能减少30%~60%，达不到清洁口腔的目的。

　　其次是刷牙时间，白天是我们生活劳动主要时间。白天咀嚼食物的残屑，留在牙面窝沟和牙缝，在睡觉前不将其清洁干净，加上入睡后涎液量减少，失去了口腔自洁功能，口内细菌滋生，形成牙菌斑，对牙齿损害最大。据专家研究，进食后3分钟，是口内细菌最活跃时间。所以，许多国家都提倡三三刷牙法。就是一日刷3次牙，早、中、晚各一次，每次吃完饭后3分钟，刷净牙齿，每次刷牙都保持3分钟。

　　最后，刷牙方式也很重要，如果刷牙方式不正确，不仅达不到清洁口腔目的，还能引起不良后果。据医学专家抽样调查，能正确刷牙者仅占12%。一般人多采取横拉式刷牙，时间久了，磨伤牙颈组织，形成楔状缺损，遇到冷、热、甜、酸刺激产生疼痛，还可以造成牙周组织萎缩，牙根暴露。正确刷牙方法是将全口牙齿分成上、下、前、后、左、右六个区域，先刷牙齿外面，后刷舌腭面，再刷咬面。刷上牙时，刷毛向上，使刷毛边缘轻轻按压在牙龈表面和牙缝内成 45° 角，用轻柔的力量向下滑动。刷下牙时，刷毛末端以相反方向，按在牙龈表面和牙缝内，轻轻向上滑动。用相同方法刷洗牙齿舌腭面，前牙内侧可将牙刷竖起，刷上牙时用拉下动作刷，刷下牙时用提上动作刷。刷咬合面时，刷毛要垂直于牙齿咬面，前后动作刷，每个区域刷 3 遍，然后再用清水，将牙膏洗漱干净。

第四节　牙齿与口腔保健法

一、擦牙法

擦牙是指用手指在牙面上擦拭以达到清洁牙面为主要目的的方法。古代，在还没有洁牙工具的情况下，人们使用擦牙的方法来清洁口齿。随着时代的进步，清洁口齿的方法不断完善，擦牙的方法渐渐被替代，但它并不失为一种有效的牙齿清洁方法。婴幼儿时期，萌出的第一副牙齿——乳牙的清洁工作就落在父母身上，细心的父母亲把干净的湿布垫在手指上给儿童擦拭牙齿，对防止乳牙蚀坏及保持口腔卫生可起到良好作用。

自我擦牙对全口牙齿的牙面，尤其是上下前牙唇侧牙面的清洁有特定作用。前牙因外露易于粘附污物，人们刷牙往往不太重视前牙的激刷或方法不当致使前牙着色和发生斑点，擦牙则可保持前牙清洁卫生。晨起洗漱后，无论刷牙与否，均需擦牙，晚上睡前洗刷后亦宜擦牙。

具体做法和工具如下：第一，洗干净手指，用右手或左手的中指或食指端腹侧，横放在前牙唇面，左右来回擦拭数次，先上后下，先外后里。后牙擦法亦同。第二，手指腹侧垫上干净湿毛巾效果更好。第三，手指端套上专门制作的指套擦拭，指套有橡皮的、塑料的、棉制品的等，市销或自制均可。第四，需要时，在手指或指套外面放置擦拭剂，加细盐、牙膏、浓茶水等，以增加其清洁和防病效果。

二、牙齿保健法

牙齿对每个人都是重要的，有一口完美的牙齿不仅能行使良好的咀嚼功能，而且对语言、发音、颜面容貌、心理卫生都有着不可低估的作用。一般说来，十三岁后乳牙掉完，28个恒牙萌齐，有些人的智齿可能在18岁后萌出。牙齿的好坏，一方面与先天钙化程度有关，一方面与后天的保护有关，牙周病更是与个体体质强弱直接相关。牙齿的保健不应是有了牙病才着手进行，而应该是防病于未然，所以要求从年轻时就应学会保健牙齿。

第一，加强体质锻炼，中医认为肾主骨，齿为骨之余，体壮肾气足，肾不虚则齿不坏。

第二，养成良好的口腔卫生习惯，早晚、饭后刷牙，食后漱口，使致病菌无处附着。

第三，不吃过于甜腻的食品，不用牙齿啃咬过硬的物体，以防牙齿折裂、外伤或松动。

第四，定期到口腔科检查，由于唾液酸碱度不平衡而形成牙石者，每年应洁牙一次。发现牙病，应及时治疗。

第五，坚持每天叩齿或啄齿，晨叩或晚叩或早晚各叩一回。有牙病时轻叩，无牙病时重叩，牙列不齐者分区域叩。

第六，按摩牙龈，按摩上牙龈时用中指自下关、颧髎（颧弓下方）至迎香、人中按揉 10~20 次，分别为磨牙、前磨牙及上前牙之牙龈部位。按摩下牙龈自颊车、地仓至承浆穴按揉 10~20 次。舌侧牙龈可用洗净的手指按摩，也可用舌舔按摩牙龈法按摩。

三、牙齿保健功

长期坚持做牙齿保健功，即能增强牙齿牙周及口腔各组织器官的健康，又可促进消化系统的功能，现介绍如下。

第一，准备功（深呼吸）。静坐益处莫乱思，鼻吸口呼重九次，姿势但求能舒适，垂腿盘膝任君意。即是采取舒适的坐位，集中精神作九次深呼吸，然后作下面的功法。

第二，鼓腮功。准备功做完后，闭口咬牙，用两腮和舌头做漱口动作，连续三十六下，漱口时，口内多生津液，分三口慢慢咽下，意送丹田。久练则津液增多，经常做此动作，达到间接按摩牙龈、保护牙齿的目的，同时又能使面部肌肉丰满，不易塌陷，故认为津液有助于增长丹田之气。鼓腮功可归纳四句话，即闭口鼓漱津自生，三十六次莫稍停，津液务须分三口，徐徐咽送丹田中。

第三，叩齿功。鼓腮功做完后，做叩齿功，叩齿时，使每个牙齿都能叩接，也有四句话，即心静神凝把齿叩，上下牙齿互轻击，数至六六三十六，效能固齿除牙疾。

第四，浴头功。叩齿后做浴头功，浴头功能促使清阳上升，使百脉调和，气血不衰，久做浴头功的人至老面色仍红润，不生皱纹。或者做完准备功后，亦可做浴头功，其方法是先用两手掌心紧按前额，用力向下擦到下额，再翻向头后耳旁，轻轻浴过头顶，达到前额，此功要反复做十遍。

第四章 口腔疾病的防治

本章一共包括三个方面的内容，分别是第一节儿童口腔疾病的防治，第二节孕妇口腔疾病的防治，第三节老年人口腔疾病的防治，对口腔疾病的防治进行详细阐述。

第一节 儿童口腔疾病的防治

一、儿童口腔疾病的预防

（一）口腔健康教育

口腔健康教育应该由家庭、幼儿园和学校三方面的口腔保健共同完成。医务人员应有意识地指导家长，使家长了解乳牙、年轻恒牙的特点及其重要性；了解有关龋病的知识；掌握口腔卫生的知识和清洁口腔的方法；理解龋病防治措施实行的必要性；认真配合医务人员定期检查、及时防治。家长应每隔 3 个月让儿童复查一次，以便及时接受防治措施。

提示家长培养儿童良好的饮食习惯，不让儿童过多摄取蔗糖，还应注意偏食和单侧咀嚼等问题。儿童口腔健康是一生健康的基础，目前，我国儿童病患病率高，口腔健康知识知晓率和行为养成率低，基层口腔卫生服务能力较弱，儿童口腔卫生工作需加强。[①]

（二）氟化物的应用

氟是人体健康所必需的一种微量元素，广泛分布在自然界。提高饮水氟浓度可以降低龋病的患病率，当饮水氟浓度为 1mg/L 时出现最佳的防龋效果和最少量的氟牙症。

氟化物的防龋作用主要是增强牙的抗龋能力，其机制为：降低釉质的溶解度；促进釉质再矿化；抑制和影响细菌的糖酵解过程。

（1）自来水氟化是最广泛的全身用氟法，也是最经济、最安全有效的防龋方法。通过饮用氟化自来水，可使儿童在整个发育期间都能持续等量地获得氟。

（2）在缺乏中心水源的农村，儿童不可能从自来水中摄取氟，可采用更能针对龋病敏感期儿童的食物加氟，如氟化牛奶、氟化食盐等。

（3）口服氟片适用于未能实施其他全身性用氟的低氟区儿童。含中心氟化钠的片剂，每日 1mg。使用时将氟片嚼碎或含化，半小

---

① 中华口腔医学会.口腔医学行业标准规范及指南[M].北京：人民军医出版社，2015.

时内不漱口，既达到全身用氟的作用，也起到氟的局部作用。

局部用氟是采用不同的方法使氟化物直接作用于牙面，达到预防龋病的目的。对儿童新萌出的牙，局部用氟效果更好。方法是使用含氟牙膏、局部涂擦氟化物和氟液漱口溶液。

二、儿童口腔疾病的治疗

（一）儿童根尖周围炎

儿童根尖周围组织血液供应极为丰富，修复和再生能力很强，只要积极而及时地治疗，患根尖周围炎的牙是能恢复健康的。下面讲4种临床常用的治疗方法，即开髓引流、药物消炎、切开引流和根管治疗。如下：

1. 开髓引流

急性炎症期间，渗出物主要聚集于根管与根尖部，应立即开放髓腔，抽出根管内腐败牙髓，疏通根管，使根尖部炎症渗出物或脓液沿根管流出，以减轻疼痛，防止炎症进一步向根炎周围扩散，然后在髓腔内放置樟脑或丁香油小棉球。

2. 药物消炎

在急性炎症期间，可根据病情轻重选择用药。一般可给予复方磺胺甲基异噁唑（亦名百炎净），每日2次，每次0.5克；或服穿心莲片，每日 3~4 次，每次 3 片。若病情较重，可肌肉注射青霉素，每日 2 次，每次 40~80 万单位（注射前先做皮肤过敏试验）。

3. 切开引流

若脓肿已经形成，脓液从根尖周围组织沿骨髓腔发展到骨膜，直至粘膜下，触摸脓肿部位已有波动感，可在局部麻醉一下，于脓肿最突出、波动最明显处切开引流，切口内可放橡皮引流条，并用多贝尔氏液或 0.05% 洗必太溶液漱口。

4. 根管治疗

急性炎症缓解后，应作根管治疗。根管治疗是用拔髓针除去坏死牙髓，使病牙内清洁、通畅。在根管治疗时，拔髓针不能超过根尖孔，否则会将根管内含细菌的感染物带到根尖外，再度引起根尖周围的急性炎症。

此外，在根尖周围炎治疗期间，应使病牙休息，吃流质或半流质饮食，注意口腔卫生，以利于治疗。

（二）儿童门牙碰损

儿童性格活泼好动，容易摔伤。这些意外事故很可能使牙齿受到伤害，尤其是前门牙及侧门牙，因为其位置在前面，很容易被碰掉、磕断或撞歪。这些因外伤造成的牙齿损坏，可根据其损坏情况，采取相应的处理方法。

1. 牙齿脱落

如果整个牙被碰掉，伤口（牙槽窝）容易流血，可用消毒的棉球或者纱卷塞住伤口止血，并将碰掉的牙用干净手绢包好，到医院请医生处理。医生对碰掉的牙和伤口进行消毒处理后，仍可将其安放进原来的牙槽窝内，这叫牙齿再植。如果处理及时，由于儿童生长旺盛，再植的牙完全可以重新牢固地长在牙槽窝上，但是，如果牙碰掉时间过长，牙齿和伤口又受到污染，这种牙齿就不容易再植成功了。

2. 牙齿错位

牙齿受外伤后被碰歪了（即错位了），应该马上到医院治疗。医生用双氧水及生理盐水冲洗伤口后，可在局部麻醉下，用拔牙钳将错位牙恢复到原来位置上，再用细不锈钢丝将病牙及邻牙捆扎在一起，借助邻牙临时固定刚复位的病牙，3~5 个月后，受伤的牙齿就可以咀嚼食物了。

有的牙齿受到碰撞后没有发生移位，只是牙齿出现松动或咬合痛，遇到这种情况可暂时不用受伤的牙齿咬东西，让其休息一段时间，就可以恢复正常。如果受伤牙疼痛厉害，可用 0.5% 普鲁卡因 1~2 毫升局部封闭止痛；牙齿松动，可用金属丝线与邻牙捆扎在一起，将受伤牙固定一段时间再拆除金属丝。如果发现牙髓感染坏死，应及时作根管治疗。

3. 门牙折断

门牙因外伤折断后，应及时将病人连同折断的牙（断下来的部分）一起送到医院。医生用 2% 普鲁卡因麻醉患牙，用拔髓针拔掉断牙的神经，并扩大牙中的根管，以 3% 双氧水与生理盐水将根管中血液冲洗干净，再用樟脑酚消毒后，即可将断牙的断面中央钻一大小同根管的小孔，选择桩冠钉或用粗细适宜的不锈钢丝作连接体，插入根管及钻孔，用磷酸锌粘固粉将断牙粘在一起。这种处理方法简单，节省时间，并且保持牙的原状，深受病人欢迎。如果牙多处断裂，可用瓷套冠、桩冠等方法修复断牙。

4. 牙釉质损伤

对于被碰掉牙釉质的牙，尽管当时牙没有什么症状，也应到医院做修补治疗，因为牙釉质碰掉后容易露出牙本质，牙本质含有神经纤维，受外界刺激后，可引起牙本质过敏性疼痛。

修补牙釉质比较简单的方法是采用酸蚀综合法，此法可以不磨牙体组织，减轻患者痛苦，对儿童尤其适用，而且修复后牙的外形、色泽近似牙釉质，硬度也好。其具体做法是：在缺损的牙釉质断面上用 50% 磷酸（含 7% 氧化锌缓冲）脱钙一分钟后，用蒸馏水冲洗干净，吸出口腔唾液，擦干牙面，用小刷蘸封闭剂在牙釉质断面上涂一薄层，用紫外线灯照射，激化 20~30 秒钟，再分层涂上光敏填料（参照比色板调成与患牙一致颜色），用紫外线灯再激化

15~20 秒钟，最后在表面涂一层封闭剂，固化后即可增加牙釉质光泽和固位力。

上述门牙在外伤治疗过程中，均应同时进行全身性抗炎治疗和术前牙周洁治，以保证伤牙的顺利治疗。

（三）儿童错殆畸形

矫治牙颌畸形的历史可以追溯到公元初期，当时罗马医生塞尔萨斯教病人用手指推牙的方法来矫正错位牙，后来有位法国医生开始使用矫治器来矫治错验。目前，医生常采用以下方法矫治错殆。

1. 生理矫治法

因为不少儿童对自身的咀嚼、吞咽及呼吸等功能不会使用或使用不当，所以需要医生和家长教会孩子正确使用自己的器官。

2. 肌肉训练法

医生用训练面部、唇部及舌等各部肌肉的方法，促进颌骨和牙列的正常发育，纠正某些错验。这种方法主要用于错殆的预防和早期治疗。它可以单独使用，又可以与其他矫治方法配合使用。例如，医生常用翼外肌训练法来纠正下颌后缩畸形，用舌肌训练法纠正舌的不良习惯。

3. 矫治器矫治法

医生在患儿口里安上像假牙一样的矫治器治疗错验。矫治器有两种：一种是固定矫治器，它固定在需要矫治的牙和其邻近的牙上，通过矫治器上的牙圈和栓结丝把排列不齐的牙齿矫治过来，其优点是戴上后舒适稳固；另一种是活动矫治器，它用钢丝的双曲唇弓、横曲唇弓和弹簧指对牙列不齐进行矫治，其优点是矫治期间可以摘下涮洗。

4. 外科矫治法

儿童年龄较大，错器严重，用其他方法难以矫治的，就需要用外科手术的方法来治疗。

三、儿童口腔保健

（一）婴儿口腔保健

第一次口腔检查时间：出生 6 个月左右，最好不超过 1 岁。

第一次口腔检查时医生应告知内容：孩子 1 岁时应该停止用奶瓶喂养；婴儿睡觉时不应用奶瓶来做安慰；奶瓶中只能装入牛奶或配方奶；每日多次的母乳喂养，喂养的时间过长也是龋病的危险因素；避免夜间哺乳；尽量减少变形链球菌在母婴间的传播；婴幼儿通常每日需要多次进食，餐间零食最好选择低致龋性的食物；新生儿应该尽早开始接受口腔护理，喂奶后要用纱布或软的面巾擦拭口腔。

口腔检查目的：发现并改正不良的婴儿喂养方式，降低致龋危险性；帮助婴儿家长为儿童选择低致龋性的饮食；讲解并示范婴儿口腔清洁方法和步骤；确定儿童氟化物摄入状况并推荐适当的氟化物补充措施；帮助儿童家长做好准备应对有可能遇到的儿童口腔健康问题。

（二）学龄前儿童的口腔保健

（1）保持良好的口腔卫生习惯。

（2）营养均衡，合理吃甜食。

（3）定期口腔检查。

（4）对老师和孩子进行口腔健康教育。

（5）开展适宜的口腔保健项目。

（6）培养良好的口腔卫生习惯和生活习惯。

（三）中小学生口腔保健

（1）将口腔健康教育纳入学校的教学和工作。

（2）取得校长和家长的支持。

（3）培训老师。

（4）学生掌握有关知识，改变行为。

（5）必须有口腔专业人员的参与。

（6）定期口腔检查，及时治疗。

第二节　孕妇口腔疾病的防治

一、孕妇口腔疾病的预防

将口腔保健列入优生优育措施之中，妊娠前应做好全面准备，包括口腔内患牙的处理，接受口腔卫生宣教，定期做口腔检查，虽然孕妇口腔健康状况与雌激素和孕酮水平增高有直接关系，但是积极地进行口腔卫生护理，施行牙齿洁治术，能减轻龈水肿、充血和易出血的症状，及早发现和充填龋洞，能有效阻止龋病的发展。

拥有正确的健康知识是养成良好的卫生习惯的前提，口腔健康教育已被证明是一种提高口腔卫生知识和改变卫生行为方面有效的方法。研究表明，妊娠期妇女对卫生知识更感兴趣、更容易接受有关健康的信息，此期的口腔健康教育对父母及儿童建立良好的口腔卫生习惯有长期影响。通过有效的口腔健康教育：使孕妇了解有关妊娠期间口腔疾病的预防基本知识，从而建立良好的口腔卫生习惯，定期检查，适时治疗，促进孕妇的全身及口腔健康；使孕妇了解儿童牙及口腔生长发育方面的基本知识，认识妊娠期健康与胎儿生长发育的关系；使孕妇了解营养与胎儿生长发育的关系。在对孕妇进行口腔检查及诊疗过程中，口腔医师应进行椅旁宣教与指导，教会患者正确的刷牙方法及怎样正确使用牙线、牙间隙刷和口腔冲洗器等辅助刷牙工具。特别应强调一日三餐后刷牙的重要性。大量的临床试验证明，刷牙是控制牙菌斑的基本方法，刷牙的质量比次数更重要。有些部位刷牙时经常容易忽视，如唇向错位牙、倾斜牙、重叠牙或楔状缺损处等，在刷牙时都应给予特殊的关照。应当避免人们习惯应用拉锯或横刷法，而采用 Bass 刷牙法，即水平颤动法或龈沟法，可以有效清洁龈缘附近及龈沟内菌斑。妊娠期的口腔疾病对孕妇的健康和胎儿的生长发育息息相关，因此应进行广泛的宣教，让医务人员和民众都知道妊娠前需要做好口腔健康检查及评估。口腔医师应做好妊娠前预防性牙周保健和妊娠期定期口腔健康检查，对妊娠期牙龈炎早发现，早治疗，提高妊娠期保健质量，有助于减少妊娠期牙龈炎的发生和发展。

适当的超声洁治，保持口腔卫生良好，会减少炎症的发生。个别牙龈炎症感染的区域存在口腔卫生不良，形成妊娠瘤。瘤体在分娩后会部分减小，如不消除，妨碍进食，则应在分娩后手术切除。

二、孕妇口腔疾病的治疗

（一）牙龈炎

妊娠期间最常见的口腔表现为牙龈炎。表现为牙间乳头红肿，容易出血，袋深增加，可有很少量的附着丧失，牙齿略有时松动。由于妊娠时雌激素和孕酮水平增高，妊娠期龈血管通透性增高，渗出增多；龈黏膜内前列腺素 E- 生成增多，上皮角化和细胞再生能力下降，上皮屏障功能降低，对局部刺激的反应性增高，使原有的慢性龈炎加重。关键是孕前治疗，控制炎症发展，孕期加强口腔保健，正确刷牙，饭后早晚刷牙漱口，多吃新鲜蔬菜和水果，适当服用各种维生素。

局部治疗：进行洁治、刮治，去除牙石、菌斑，如果是由于邻面有充填物悬突，或者是有不良修复体刺激牙龈乳头，或牙龈引起炎症，需要拆除不良修复体，去除邻面充填物，再进行洁治、刮治去除菌斑或牙石；

牙周维护：孕妇需认真进行牙周维护，即认真刷牙，建议孕妇在每次吃饭以后和睡觉前都认真刷牙，尤其是在发生炎症的部位，更应该着重进行刷牙，且建议采用巴氏刷牙法认真刷牙，才能更好去除牙颈部附着的牙菌斑，预防牙龈炎症。另外，建议孕妇在吃饭后进行刷牙，是由于有的人是在早饭前刷牙，这样白天牙齿都污秽的状态，因此在每餐餐后和睡觉前刷牙，能保持一天牙面和牙颈部清洁，预防牙龈炎症发生；

局部冲洗：如果孕妇已经出现牙龈沟溢脓，可以进行局部冲洗，为避免对胎儿产生更多刺激，可以采用1%的双氧水和盐水进行交替冲洗，去除牙龈沟内的菌斑、游离细菌、脓汁后，再外用碘伏等局部的药物控制牙龈炎症。

（二）妊娠性口疮

因孕后血聚养胎，血热心火上炎，致使口疮发生，称之为妊娠性口疮。患者应注意口腔卫生，加强口腔保健，注意漱唾及舌舔按摩，提高口腔黏膜的抗病能力，必要时服用东垣凉膈散，辅加口服维生素 B 族，外用口腔溃疡散或溃疡膜。

孕妇如果在怀孕期间出现口腔溃疡，最好的治疗方法就是改善饮食，做到营养均衡搭配。一般口腔溃疡的发生与维生素缺乏有一定关系，特别是维生素 B2 和口腔溃疡有一定的相关性，所以孕妇在怀孕期间要及时地补充维生素，要多吃粗粮，这样可以迅速地补充维生素。同时要做到营养均衡搭配，多种多样，不要挑食、偏食，要吃清淡且好消化、吸收的饮食，平时要注意优质蛋白的摄入，要吃肉、蛋、奶，及时补充维生素，多吃应季的蔬菜、水果。同时要注意口腔卫生，有的孕妇发生口腔溃疡并不是因为维生素缺乏，而是因为口腔卫生处理不佳。怀孕以后由于雌孕激素作用，口腔容易发生溃疡，牙龈容易充血肿胀，出现这些症状时要对症治疗，也一定要注意口腔的卫生。口腔发生溃疡以后，孕妇要保证心情舒畅，不要过度焦虑，一般口腔溃疡会随着营养的摄入，很快地缓解。

第三节　老年人口腔疾病的防治

一、老年人口腔疾病的预防

（一）良好的口腔卫生习惯

良好的口腔卫生习惯是保持口腔健康，预防口腔疾病的关键。老年人的口腔健康状况较差，口腔保健知识掌握率较低。龋齿、牙缺失等如不及时治疗，会影响老年人的进食，从而影响生活质量。正确的刷牙可有效去除菌斑，借助牙刷的按摩作用增进牙龈组织血液循环和上皮组织角化，增加牙周组织的防御能力，选择正确的刷牙方法是保持口腔健康的最有效方法，但人群仅有 12.6% 的人掌握正确的刷牙方法。因此，我们应该加强老年人口腔健康行为的宣传力度，提高老年人口腔疾患的就诊率。

（二）定期口腔检查

针对老年人的心理状态变化及普遍存在的口腔卫生问题，开展口腔健康教育活动，消除"人老就会掉牙"等旧观念，提高老年人自身的保健意识，定期做口腔健康检查，早发现，早治疗。

二、老年人口腔疾病的治疗

（一）老年人牙髓炎

中老年人牙髓炎俗称牙神经痛。表现为剧烈的难以忍受的疼痛，疼痛的性质有以下特点：自发性疼痛，阵发性加剧，呈间歇性发作，在无外界任何刺激的情况下，患牙发生剧烈疼痛，早期疼痛发作时间短，缓解时间较长，随着病情发展，晚期则疼痛发作时间长，缓解时间较短，乃至最后无缓解期；夜间疼痛比白天重，特别是平卧时更显著；早期冷、热刺激均可引起疼痛加重，晚期冷刺激不但不激发疼痛，反而使疼痛暂时缓解，故临床常见患者口含冷水或吸冷气以减轻疼痛，民间常说"牙痛不是病，痛起来要人命"，就是指急性牙髓炎晚期（化脓期）的症状；再者，疼痛不能定位，常沿三叉神经分布区向同侧上、下颌牙齿及邻近部位放射，患者常不能指出病牙的准确位置。

老年人牙髓炎应治疗急性病症，解除剧痛；不能保存活髓时，应努力保存牙齿。对无保留价值或已不能治愈甚至对机体有害的牙齿，应予拔除。

（二）老年人牙体慢性损伤

老年人牙体慢性损伤主要指牙体磨损。由于单纯机械摩擦作用而造成的牙齿硬组织慢性磨耗称为磨损。如生理性磨损也称为咀嚼磨损。其他不是由于正常咀嚼过程所致的牙齿磨损，为一种病理现象，统称为非咀嚼磨损。咀嚼磨损亦称磨损，一般发生在咀嚼面或切缘，但在牙齿排列不齐时，亦可发生在其他牙面。磨损的程度取决于牙齿的硬度、食物的硬度、咀嚼习惯和咀嚼肌的张力等。磨损程度与患者年龄、食物的摩擦力和咀嚼力成正比，而与牙齿的硬度成反比。②非咀嚼磨损由于异常的机械摩擦作用所造成的牙齿硬组织损耗，是一种病理现象。不良习惯和某些职业是造成这类磨损的原因，如妇女用牙撑开发夹，木匠、鞋匠、成衣工常用牙齿夹住钉、针或用牙咬线。磨牙症也会导致严重的磨损。

在治疗的时候，生理性磨损若无症状无须处理；有牙本质过敏症时，应作脱敏处理；对不均匀的磨损需作适当的调验，磨除尖锐牙尖和边缘；有牙髓和根尖周病时，按常规进行牙髓病、根尖周病治疗；有食物嵌塞者，应恢复正常的接触关系和重建面溢出沟。磨损过重且有颞颌关节综合征时，应作覆盖义齿修复，以恢复颌间垂直距离。

（三）老年人牙震荡

牙外伤时，牙周膜的轻度损伤称为牙震荡，又称为牙挫伤或称外伤性根周膜炎。牙震荡还可由较轻外力，如在进食时骤然咀嚼硬物所致。

治疗的时候，一般 1~2 周内应使患牙休息。必要时降低咬合以减轻患牙的咬合力负担。此时饮食以半流食、流食为主，即所谓的"口腔饮食"。受伤后 1 个月、3 个月、6 个月、12 个月应进行定期复查。观察 1 年后，若牙冠不变色，牙髓活力测试正常，可不进行处理；若有牙髓坏死迹象时，应进一步做根管治疗术。

（四）老年人牙周病

老年人牙周病是多因素疾病，其病因传统分为局部因素和全身因素。局部因素中牙菌斑细菌及其产物是牙周病最主要的病因，是引发牙周病不可少的始动因子。主要是口腔卫生不良、微生物的作用、牙结石刺激，特别是龈下牙石危害性最大。全身因素与营养代谢障碍、内分泌紊乱、植物神经功能紊乱等有关。此外，创伤、不良修复体的刺激，也是病因之一。

老年人由于其增龄性变化，出现牙槽骨吸收，牙龈退缩，牙根部暴露，牙周支持组织的抵抗力下降；同时牙齿磨耗，使牙尖变钝，牙面低平所导致的咬合问题也会加大牙周组织的创伤程度，增加老年人发生牙周病的发病率。

牙周病的病因比较复杂，总的分为局部和全身两方面的因素。局部因素具有相当重要的作用，全身因素可影响牙周组织对局部刺激的反应，两者之间有密切关系。

同龋齿的护理一样，关键是控制和消除牙菌斑，目前最有效的方法是每天坚持正确刷牙，按摩牙龈，促进牙龈血液循环，增强牙龈组织的抗病能力。注意锻炼身体，增强机体免疫力。除去局部刺激因素、清洁牙齿和刮除牙周的牙石、牙垢、矫正不良修复体及矫治食物嵌塞，基本可治愈。补充含有丰富维生素C的食品，可调节牙周组织的营养，有利于牙周炎的康复。牙周病发病后应积极治疗，初期疗效尚好，病变很易阻止，晚期疗效较差，以致可丧失牙齿。

治疗牙周病，必须先对牙周组织的状况及破坏程度作一番了解与评估，通常是借由全口牙根尖X光片及牙周袋深度测量以及牙齿松动度检测来达成，评估完后才能拟订治疗计划，通常牙周病的治疗分三期。

第一，治疗初期：针对患者自身的口腔卫生状况和其以往的口腔卫生行为，对其进行针对性的口腔卫生宣传教育，内容包括病人本身口腔卫生清洁的完全配合、刷牙方法、牙刷及牙线的选择、清洁工具的正确使用等。而后通过有效途径清除所有口腔内部引起牙龈、牙周发炎的有害物质，进行全口超声洗牙、牙周袋深部牙结石的刮除及牙根面平整术，去除不良修复体、咬合干扰等。

第二，手术期：比较严重的患部，尤其牙周袋较深、存在根分歧病变之处，需做牙周翻瓣术，方能彻底将结石及病变组织清除。牙周手术是一种局部而又安全的手术，在牙科门诊即可施行。局部麻醉下，将牙龈稍微翻开，将牙周深部的结石、肉芽组织彻底清除，若有骨损失，可配合放置牙周再生膜及人工骨粉使破坏的骨组织再生，达到积极重建牙周组织的目的。

第三，维持期：在经历上述的治疗后，通常已经花了3个月至半年的时间，投注了这么多的时间与心力于其上，维持成果是极其重要的。除了要永久不间断地做口腔清洁外，应依医师指示，定期复诊检查，以充分掌握牙周及口腔情况。

第五章　口腔的健康教育与促进

本章为口腔的健康教育与促进，主要从第一节口腔健康教育的基本概念，第二节口腔健康的促进，第三节口腔健康的行为，第四节口腔健康教育的实施，四个方面进行阐述。

第一节　口腔健康教育的基本概念

一、健康与口腔

（一）健康

健康是人类永恒的主题，也是人类无止的追求。如果没有健康，智慧就难以表现，文化无从施展，力量不能战斗，财富变成废物，知识也无法利用。由此看出健康对于我们的重要性。

大约在公元 1000 年，健康（health）一词首次出现在英语中，有健壮（hale）、结实（sound）和完整的意思，或健康就是无病、无残、无伤。20 世纪 30 年代，健康即结实的体格和完善的功能、并充分发挥着作用。随着人类社会的进步和医学模式的不断改变，人们对健康的认识也逐步深入。健康不仅是没有疾病和衰弱，而且是要保持躯体、精神和社会方面的完满状态。1978年，世界卫生组织（World Health Organization，WHO）在《阿拉木图宣言》中重申健康的定义，并提出了健康是基本人权，达到尽可能的健康水平是世界范围内的一项重要的社会性目标。1989年，WHO又将道德健康纳入其中。

长期以来，人们认为无病即健康，WHO对健康的定义深化了健康的内涵，它包括四个方面，即身体健康、心理健康、良好的社会适应性、道德健康，四个方面缺一不可。其从生物、心理、社会三个层面上扩大了医学的着眼点，克服了把生物、心理、社会诸方面机械分开的传统观念，既考虑了人的自然属性，又侧重于人的社会属性，把人看成既是生物的人，又是心理的人、社会的人。健康也不再仅仅是人类追求的目标，更是个人生活和社会进步的资源。

身体健康是物质基础。身体健康不仅是指身体发育良好，各个系统具有良好的生理功能，有较强的身体活动能力和劳动工作能力；其还包括人体对疾病有良好的抵抗能力，即良好的维持健康的能力，能够适应环境变化，抵抗各种生理、心理等刺激及致病因素对身体的危害。身体健康是心理健康的物质基础，身体状况的改变可能带来相应的心理问题。

心理健康是促进身体健康的重要条件。心理健康也不仅是没有精神疾病，还包括对情感的认识、接受和表达能力，独立行为能力及应付日常各种压力的能力，即个人不仅自我感觉良好、内心世界充实、与社会和周围环境和谐，而且具有维持心理健康、减少行为问题和精神疾病的能力。心理健康是身体健康的精神支柱，良好的情绪状态可以使生理功能处于最佳状态，反之则会降低或破坏某种功能而引起疾病。

良好的社会适应性有利于处理社会环境中复杂多变的关系。社会适应是指个体为了适应社会生活环境而调整自己的行为习惯或态度的过程。社会适应性是指接受、学习、实践现存社会的生活方式、道德规范、行为准则的能力和水平。个体具有良好的社会适应性，才能在各种社会环境中处于健康状态，在不同的生活经历中以自己独特的方式处世，在整体协调中处于主动地位，从而促进个体健康，提高全社会的精神面貌和民族文化素质。

道德健康是整体健康的有力补充和发展。道德健康是指能够按照社会道德行为规范准则约束自己，并支配自己的思想和行为，有辨别真伪、善恶、美丑、荣辱的是非观念和能力。道德健康有助于心理平衡，故而可以促进身心健康，是健康新概念的补充和发展。

（二）口腔健康

口腔健康是全身健康的重要组成部分。牙齿健康是牙齿、牙周组织、口腔邻近部位及颌面部均无组织结构与功能性异常。口腔健康意味着无口腔颌面部慢性疼痛、口咽癌和咽喉癌、口腔溃疡、先天性缺陷如唇腭裂、牙周（牙龈）疾病、龋病、牙齿丧失及影响口部和口腔的其他疾病和功能紊乱。

按照 WHO，1981 年制定的口腔健康标准即牙齿清洁、无龋洞、无疼痛感、牙龈颜色正常、无出血现象，口腔健康有三项内容缺一不可，即具有良好的口腔卫生、健全的口腔功能及没有口腔疾病。

口腔健康与全身健康的关系即局部与整体的关系，两者相辅相成、相互依存。在我国，"牙疼不是病"这一观念一直以来根深蒂固，然而口腔疾病不仅会影响口腔器官功能的发挥，而且也常常直接或间接影响全身健康。例如，口腔常见疾病龋病、牙周病等会破坏牙体硬组织及其周围支持组织，影响咀嚼、言语、美观等功能，甚至还会引起患者心理障碍，影响社会交往等。有研究显示，口腔健康与低出生体重的早产婴、糖尿病、心脏血管疾病，甚至是肺炎等全身性疾病之间均存在着紧密的关系。患重症牙周炎的孕妇发生早产或低出生体重儿的危险率为正常孕妇的 7.5 倍；牙周炎患者得冠心病的危险性比健康人高出 2 倍，有效地控制糖尿病患者的牙周感染，将减少血清糖化末端产物，有利于控制糖尿病的发展；有牙槽骨组织丧失的牙周炎患者，发生心脏病的危险高达 30% 以上；牙周感染的细菌和毒性产物进入血液循环，可导致眼虹膜睫状体炎、肾炎、关节炎等。正如 2009 年全国爱牙日的主题——"维护口腔健康，提高生命质量"所宣传的，维护口腔健康对促进全身健康有重要意义。

口腔是全身器官的一部分，全身疾病对口腔健康的影响也不容忽视，一些全身疾病可在口腔出现相应的表征。例如，白血病患者可出现牙龈增生、肿大、出血甚至坏死，口腔黏膜出血，牙痛，牙松动等表征。叶酸缺乏症的口腔表征主要为严重的舌炎、广泛的口炎及牙龈炎。

口腔健康是反映健康和生命质量的一面镜子，口腔疾病对口腔乃至全身健康都有影响，它已被世界卫生组织列为人体健康的 10 大标准之一。

二、口腔健康教育

健康教育的概念是随着医学模式的发展而发展的。生物医学模式时代，健康教育只是传播医学卫生知识的手段，即当时所称的"卫生教育"或"卫生宣传"，它最早源于学校的卫生教育。19 世纪后半叶，欧洲和北美国家相继在学校开设生理卫生课程，健康被列为学校的教育目标之一。健康教育和一般教育一样，关系到人们知识、态度、行为的改变。一般说来，它致力于引导人们养成有益健康的行为，使之达到最佳的健康状态。健康教育工作的着眼点为人民群众和他们的行动。总的来说，共同目的在于诱导并鼓励人们养成并保持有益于健康的生活，合理而明智地利用保健设施，并自觉地实行改善个人和集体健康状况或环境的活动。健康教育帮助并鼓励人们有达到健康状态的愿望、并知道怎样做以达到这样的目的；每个人都尽力做好本身或集体应做的努力；并知道在必要时如何寻求适当的帮助。那么，现代健康教育的概念就是指通过有计划、有组织、有系统的社会教育活动，消除或减轻影响健康的危险因素，促使人们形成良好的健康意识、行为和生活方式，以达到预防疾病，促进健康和提高生活质量的目的，并对教育效果做出评价的过程。

口腔健康教育是口腔公共卫生工作的基础，是推行口腔预防措施、实现自我口腔保健、建设精神文明所必需的。[①]口腔健康教育是健康教育的一个分支。口腔健康教育的目的是使人们认识到并能终生做到维护口腔健康。它是以教育的手段促使人们主动采取有利于口腔健康的行为，如通过有效的口腔健康教育计划或教育活动调动人们的积极性，通过行为矫正、口腔健康咨询、信息传播等，以达到建立口腔健康行为的目的。口腔健康教育的目的主要是采取合理的健康态度和生活方式；在遇到不能有效预防和治疗的疾病时，尽量将这种疾病造成的损失减少到最小；鼓励合理而明智地使用已

[①]口腔执业医师资格考试专家组.口腔执业医师资格考试应试指导 2020 版 [M].
北京：中国协和医科大学出版社，2019.

有口腔保健服务设施。2004年，在全国开展的促进口腔健康，提高生命质量口腔健康大教堂活动，通过口腔专家社区讲座的形式传播口腔健康知识，旨在提高广大群众对口腔健康的认识，普及口腔保健知识，提高群众自我口腔保健水平。因此，口腔健康教育就是通过传播口腔健康知识，树立正确的口腔保健观念，提高人们的口腔自我保健意识和能力，最终在全民形成有益于口腔健康的生活方式和卫生习惯。

口腔健康教育既有自然科学的属性，也有社会科学的特点。因此，口腔健康教育应具有科学性、针对性、群众性和实用性的原则。科学性，口腔健康教育信息应强调准确和严谨，应体现最新科学研究成果，尤其是大众传媒在传播口腔健康信息时应慎重，防止不准确的信息误传；针对性，口腔健康教育和指导应因地制宜，符合当地文化、教育、经济发展状况与患病情况。它不仅仅是传播信息，还要考虑影响健康行为的心理、社会和文化因素，传统的观念与习惯，个人或群体对口腔健康的要求、兴趣等，从而确定相应的口腔保健内容与教育方法。例如，北京市2005年和2007年在全市适龄小学生中开展窝沟封闭预防龋齿项目时，首先进行不同形式的口腔健康教育，使学校教师、儿童家长及全社会理解窝沟封闭的作用、实施步骤和社会经济效益，从而正确认识政府部门促进儿童口腔健康的干预措施。对于需要接受窝沟封闭的学生，采取不同的教育方式，促进学生愿意接受这项预防措施；群众性，口腔健康教育除可采用与就诊患者、单位领导、儿童家长、社区保健人员等进行个别交谈的方式外，还可根据不同情况组织小型讨论会、组织社区活动、借助大众传播媒介进行宣传，但参加者除口腔专业人员、决策者之外，应广泛吸收不同阶层的群众。这样不仅可以增大口腔健康教育的普及率，而且增加了口腔健康服务资源的利用率。如十多年来的全国爱牙日活动，就是遵循群众性的原则，使不同宣传主题的口腔健康教育活动取得了良好效果；实用性，口腔健康教育就是要帮助人们在口腔健康方面学会自助，在掌握相关知识后自觉地实践。因此，在进行口腔健康教育时应遵循实用性的原则，否则口腔健康教育就是纸上谈兵。

口腔健康教育是我国口腔卫生事业发展的必然趋势。目前由于我国口腔专业人员不足，牙医与人口比例过小，急需增加公众的口腔健康知识，以便提高他们自身口腔保健的意识，逐渐摆脱牙疼才就医的被动局面，为提高口腔健康从单纯治疗型向综合保健型转变打下基础。因此，在国家或地方综合性的保健规划中，特别是社区卫生保健项目中要明确规定应包括口腔保健项目。口腔健康教育是推行口腔预防措施、实现自我卫生保健、建设精神文明所必需的。口腔健康教育的任务就是积极参加口腔保健措施的应用与推广，提高社会人群口腔预防保健的知识水平，引起社会各界人员对口腔健康问题的关注，为寻求口腔预防保健资源做准备。口腔健康教育是一项低投入、高产出、高效益的保健措施。通过教育、信息等手段，引导人们自愿放弃不良的口腔行为与生活方式，减少自身制造的危险，追求口腔健康。口腔健康教育的实施，对于预防和减少口腔疾病的发生，提高全民族的口腔健康水平有十分重要的意义和作用。

随着经济的飞速发展，口腔疾病越来越引起人们的重视，加之口腔疾病类型发生变化并呈上升趋势，人们对口腔健康的需求也发生着变化。他们不但要求得到高质量的医疗服务，而且希望得到专业医师的健康指导以提高生活质量。口腔医生也把自己逐渐从单纯传统的临床治疗转化为预防 - 临床相结合型的医生。这种结合型的医生在诊疗的任何过程中均可适时适当地进行口腔健康教育。口腔健康教育的形式也多种多样，如由诊治医师在治疗前后对就诊的患者及家属进行面对面的宣教，解答患者提出的各种问题，指导口腔保健方法；根据诊疗环境因地制宜地进行宣传，如宣传画、口腔知识宣传栏、发放健康教育手册、播放视听资料等各种宣传资料；由专业医务人员把前来就诊的患者及家属集合在一起，进行口腔疾病专题性诊疗、预防知识讲座等。除了医院内教育，现在越来越多的口腔专业人士也采用医院外教育的方式，如专业口腔预防保健人员开展有针对性的口腔知识普查和宣教，如进社区、幼儿园、学校、机关等；利用义诊宣传口腔疾病防治知识、发放各种专业宣传资料；

通过电视台、广播、报纸等进行口腔知识宣传；深入社区、学校、机关等举办不同人群的口腔疾病健康讲座等。这些多途径的口腔健康教育促进了人们的口腔自我保健意识，改进其生活方式，以使人们养成自我维护、定期保健、及时治疗的良好口腔习惯，预防口腔疾病的发生，减少不必要的与无效的治疗。近年来口腔健康教育在全球迅速发展，并且越来越受到各国口腔医学界的重视。口腔健康教育已渗透到口腔医学的各个领域，对提高人类口腔健康水平发挥了积极作用，取得了显著成效。

在我国，自 1989 年 9 月 20 日设立第一个全国爱牙日以来，每年 9 月 20 日都要围绕一个中心主题开展全国范围的口腔健康教育活动。例如，2004 年的爱牙日则以"口腔健康与生命质量"为主题，开展了为期两年的"促进口腔健康，提高生命质量"科学大讲堂活动。以口腔健康教育巡讲专家深入社区举办大型系列讲座的形式，与听众面对面互动交流。同时配合媒体的宣传报道扩大影响。

第二节　口腔健康的促进

口腔健康促进是健康促进的组成部分，包括保证和维护口腔健康所必需的条例、制度与法律等，也包括专业人员建议与协助有关职能部门将有限的资源合理分配，支持把口腔预防保健措施纳入发展计划，财政预算和组织培训等促进工作。所以口腔健康促进的概念为运用行政或组织手段,广泛动员和协调社会各相关部门及社区、家庭和个人,使其履行各自对口腔健康的责任,共同维护和促进口腔健康的一种社会行为和社会战略。

口腔健康教育是为了增长人们的健康知识,理解、接受并能付诸实践,而口腔健康促进则是从组织上、经济上创造必要条件,并保证社区群体和个体得到适宜的预防和干预措施。例如,饮水氟化、食盐氟化、含氟牙膏、氟片、氟滴剂的使用及推荐使用窝沟封闭、预防性树脂充填、控制含糖食品、采用糖代用品等。口腔健康教育和口腔健康促进是实施有效的口腔预防措施必不可少的,要通过有效的预防措施达到口腔健康的目的,必须由个人、家庭、专业人员、研究机关、地方和国家的权力机关互相配合。口腔健康教育能帮助人们增加知识,建立正确的行为,但是要获得人人享有口腔健康的目的,还必须结合其他影响健康的因素,如经济、社会、立法、环境等。健康教育是必要的,但不能作为达到口腔健康的唯一方法。因此,通过健康教育和健康促进相结合,才能达到和保持一个人群的口腔健康。例如,对学生进行口腔健康教育,使学生知道刷牙的重要性及正确的刷牙方法,在此基础上建立家长考核制度,这样长期坚持下去才能使学生真正养成刷牙的习惯,促进口腔健康。

一、口腔健康促进的发展

在世界健康促进迅速发展的大背景下，各国口腔界人士也积极投身于口腔健康促进的发展大潮中。2005年9月，在英国召开的第八届世界预防牙医学大会（WCPD）通过了利物浦宣言，促进21世纪口腔健康的倡议行动，希望各国到2020年都应加强9个领域的口腔健康工作，包括清洁饮用水，适宜的环境设施，健康饮食与良好营养，适量用氟防龋，促进健康的生活方式，减少危险因素，利用学校平台，强调初级口腔卫生保健、增强老年人口腔健康，制定口腔健康政策，支持公共卫生研究及建立健康信息系统。世界牙科联盟（Fédération Dentaire Internationale，FDI）2007年的特别目标是促进口腔健康，其联合世界卫生组织和世界健康专业者联盟在全球范围开展口腔健康促进，如提倡氟化物防龋；以"吸烟还是口腔健康"为题推动各国的戒烟行动等。

在我国，每年"爱牙日"除了进行口腔健康教育，口腔健康促进活动也会同时进行。如《口腔健康促进与口腔医学发展西部行》活动，活动时间自2007年9月20日至2011年9月20日，目的是加快西部口腔医学发展，提高当地群众口腔健康水平。

随着人们健康水平需求的改变，口腔健康促进要面向未来，必须要适应社会的发展。那么，更新或转变观念是改变行为和开展口腔健康促进活动的思想基础。目前，我国已和许多发达国家一样进入了老龄化社会，不同的是社会经济发展存在巨大差异，所产生的一系列口腔健康教育问题引起了社会的日益关注。因此，除了继续开展针对口腔常见疾病的健康促进活动，还应开展针对老年人口腔健康问题的健康促进活动，以达到提高老年人口腔健康水平的目的。同时，应加强管理研究，以探索口腔健康促进的发展规律，研究新的理论、技术和方法；研究国内外的经验与成果，并推广、应用；出台有利于口腔健康教育和口腔健康促进的政策等。

二、口腔健康促进的任务

口腔健康促进的任务应与相应的口腔健康需求相一致，根据现阶段的情况看，口腔健康促进的任务主要有以下几个方面。

第一，制定危险因素预防政策，促进口腔健康行为。

第二，发展口腔卫生系统，在满足人们合理需求并且经费合理的基础上，达到公平地改善人群口腔健康状况的目的。

第三，加强各国之间和国内各级部门间的合作，在口腔健康促进行动中协调政府、社会团体和个人的行为。

第五，组织社区口腔健康促进示范项目，尤其关注社会弱势群体。

三、口腔健康促进的策略

口腔健康促进将一些独立的研究领域整合在一起，并成为大多数国家口腔卫生服务的一个重要组成部分。所以，口腔健康促进的内容也包括多个方面，具体如下。

（一）制定促进口腔健康的公共政策

口腔健康促进的含义远超出口腔卫生保健的范畴，不仅仅是卫生部门的事情，而是全社会各个部门、各级政府和各个组织的共同参与。如 1974 年，广东省东莞县莞城镇（现东莞市莞城区）实施自来水氟化，使该地区的龋病患病率明显下降。这项措施能够成功实施，不仅有当地各级政府的引导，还需要自来水厂的参与及当地居民的配合等。

（二）强化社区行动

1992 年，联合国环境与发展大会的会议纪要中指出，社区参与行动是解决健康、环境与发展问题的核心所在（Schacfer，1993）。同样，对全球来说，必须通过社区成员的参与才能确保全球口腔健康事业的可持续发展；对社区本身来说，社区成员积极主动地参与口腔健康促进行动，将提高他们自己的口腔健康水平与生活质量；对口腔健康促进工作者来说，社区参与是他们工作成功的一个必要条件。所以，应当充分发挥社区的作用，调动一切可用的力量，积极有效地参与口腔健康促进计划的制定、执行及评价，帮助社区的每一个成员认识自己的口腔健康问题，并提出解决问题的办法。

（三）提高个人维护口腔健康的技能

口腔健康促进可以帮助人们更好地掌握自己的口腔健康状况，不断地从生活中学习提高口腔健康水平的知识和技能，有准备地应付不同时期可能出现的口腔健康问题。

（四）调整口腔卫生服务方向

在促进口腔健康的过程中，口腔卫生服务的责任应由个人、所在工作单位、社会团体、卫生专业人员、医疗保健机构、工商机构和政府共同承担，建立一个有利于口腔健康促进的卫生保健体系。特别是发展中国家更应重视：政策倡导，倡导高效、可行并能满足口腔健康需求的政策；全社会积极参与，通过全社会的积极主动参与，保证更全面、更平等地实现口腔健康目标，提倡有利于口腔健康的行为，并鼓励个人和集体积极开展有益于口腔健康的行动；加强自我口腔保健意识，通过提高和改善群众口腔卫生知识、态度和技能，增强自我口腔保健意识，促使他们采取明智的行动和行之有效的预防措施，以解决个人和群体的口腔健康问题。

四、口腔健康促进的途径

口腔健康促进的途径遵循预防口腔医学的三大途径。

（一）全民途径

在开展口腔健康促进活动时，选择公共预防措施使得绝大部分人都能从中获益，如饮水氟化防龋措施。龋病是口腔疾病中的常见病、多发病，通过调整饮用水的氟浓度，使其既能预防龋病的发生有又不引起氟牙症流行，从而使大部分人群获得预防龋病的益处。

（二）共同危险因素途径

不合理的饮食习惯、不良口腔卫生习惯、吸烟、酗酒等不仅是口腔健康的危险因素，也是全身一些慢性病的危险因素。因此，需要口腔专业人员与其他相关人员一起控制和改变这些共同危险因素，促进人们的口腔健康和全身健康。

（三）针对高危人群途径

人群中每个人发生口腔疾病的危险性是不同的，而口腔疾病高危人群对整个人群的口腔健康影响较大。因此，在开展口腔健康促进活动时，选择针对口腔疾病高危人群的预防策略、控制高危人群口腔疾病的患病率、从而提高整个人群的口腔健康状况。例如，在乳牙替换恒牙萌出时期对儿童及青少年合理应用氟化物，促使年轻恒牙钙化完全，以预防龋病发生。

第三节　口腔健康的行为

一、口腔健康行为的影响因素

口腔健康教育和口腔健康促进的目标在于使人们树立正确的口腔保健观念，提高口腔自我保健意识和能力，使社会各相关部门及社区、家庭和个人履行各自对口腔健康的责任，最终在全民形成有益于口腔健康的行为。而口腔健康教育和口腔健康促进的策略的制定主要是通过教育与组织的手段以确定影响口腔健康行为因素，即确定要促使行为改变需要哪些因素发生。任何一种行为都是由多种因素决定的，并对行为产生不同的影响，只有全面分析这些决定因素后，才能制定出恰当的策略。口腔健康行为主要受到三类因素的影响、即倾向因素、促成因素和强化因素。

（一）倾向因素

倾向因素是指产生某种行为的动机、愿望，或是诱发某种行为的因素，其先于行为，包括目标人群的知识、信念、态度、价值观等。

1.知识

知识是个人和群体行为改变的基础和先决条件。一般来说，需求和愿望随着知识的增长而增大，并逐步渗透到信念、态度和价值观中去。但知识只是行为改变的必要条件，并不是其充分条件。所以，口腔健康教育是基础，通过口腔健康教育，人们获得了口腔健康维护的各方面知识后，才有可能促使口腔健康有害行为向健康行为转变，但口腔行为的真正转变还需要其他因素的协调来共同发挥作用。

2. 信念

信念就是指人按照自己所确信的观点、原则和理论去行动的个性倾向。它是意志行为的基础，是个体动机目标与其整体长远目标相互的统一。没有信念人们就不会有意志，更不会有积极主动性的行为。因此，在进行口腔健康教育和健康促进时，应该让目标人群理解口腔健康对自己及全社会的意义，形成时刻维护口腔健康的信念。

3. 态度

态度是人们在自身道德观和价值观基础上对事物的评价和行为倾向，具体表现为对外界事物的内在感受（道德观和价值观）、情感（"喜欢—厌恶""爱—恨"等）和意向（谋虑、企图等）这三个要素。激发态度中的任何一个表现要素，都会引发另外两个要素的相应反应，即这三个要素的协调一致性。所以，要想达到全民拥有口腔健康行为的目标，需要目标人群在道德观和价值观上认可口腔健康行为，在情感上喜爱它，并有意识地使自己的行为符合口腔健康行为的标准。

4. 价值观

价值观是指一个人对周围客观事物的意义的总评价，它是决定人的行为的心理基础。但是自相冲突的价值观是相当普遍的。绝大多数人都希望健康长寿，可是，有些人却不愿意为了保持健康而摈弃一时的欢乐和自我放纵，也不愿为预防疾病而忍受改变。因此，帮助人们解决健康价值观的冲突是健康教育和促进的一种重要技术。价值观念是后天形成的，是通过社会化培养起来的。家庭、学校、所处工作环境等群体对个人价值观念的形成起着关键的作用，其他社会环境也有重要的影响。因此，口腔健康教育和促进不仅仅针对个人，同时还包括家庭口腔健康教育和促进、学校口腔健康教育和促进、社区口腔健康教育和促进等，并且促使他们共同形成一个健康口腔行为的环境，相互促进，共同发展。

（二）促成因素

促成因素是指促使某种行为动机或愿望得以实现的因素，即实现某种行为所必需的技术和资源、包括口腔诊所、口腔保健技术、口腔医务人员、医疗费用、交通工具；另外，行政的重视与支持、法律政策等也可归入该类，是实施口腔健康教育的基本条件。

在口腔健康教育的过程中，如果不考虑促成因素，口腔健康行为的目标就可能达不到。人群的口腔健康行为与当地口腔医疗服务、资源的可获得性和是否方便有很大的关系。因此，除了口腔健康教育以外，还应为目标人群提供卫生服务并创造行为改变所必须的条件。

（三）强化因素

强化因素是使行为维持、发展或减弱的外界因素，例如；用奖励或惩罚以使某种行为得以巩固或增强、淡化或消除。强化因素多指同事、父母、朋友等亲密人员对口腔健康所持的态度和采取的行为对个人口腔健康观的影响，如一儿童的强化因素为其父母，他们经常督促该儿童正确刷牙，巩固其依从性。医生每年至少与70%以上的吸烟者有所接触，在如此多的接触中，医生只需对其吸烟行为给予一定程度的影响，也会使吸烟者的行为发生实质性改变。所以，口腔医务工作者是协助人们形成口腔健康行为的合适人选，其在临床实践工作中便可对口腔患者进行椅旁教育。

一个成功的口腔健康教育和健康促进计划，必须认真分析以上三类因素的正负向影响，发扬正向因素的积极作用，把干预的重点放在负向影响上。

二、口腔健康的具体行为

口腔行为学是口腔科学中的一个相对新的分支学科，是行为医学与口腔医学相结合的科学、它将行为医学的知识和技术用于预防、诊断、治疗口腔疾病及指导口腔保健。口腔行为学被认为是口腔健康教育和口腔健康促进中的一个重要组成部分，其为开展口腔治疗和推广口腔保健提供指导。口腔行为学是在普通行为医学的基础上对有关口腔健康的行为问题进行更深层面的探讨，其研究对象包括患者和口腔医务人员（包括接诊员、口腔医生、口腔护士、口腔洁牙员、口腔技工、口腔理疗师等）。口腔行为学综合运用了心理学、社会学、社会人类学及与之相关的经济学、伦理学和交流学等多学科知识，研究内容包括患者的就医行为、就诊期望、社会心理问题，口腔团队的合作、与患者的沟通技巧、工作压力及两者关系维护等。

在口腔医学教育中，口腔医务人员如何表达有效的信息、提升患者的信任度、提高相互协作和沟通的技能等已并入口腔医学的教学重点内容；全国的口腔医学院也逐渐将口腔行为学作为一门单独的课程开设；口腔医务工作者对口腔行为学的兴趣也在不断增长。所以，口腔行为学将为促进人们的口腔健康和口腔保健发挥重要的作用。

健康的口腔行为按其研究对象不同可分为团体健康口腔行为和个体健康口腔行为。团体健康口腔行为是以社会群体、团体为主体而采取的旨在保证群体口腔健康水平的活动；个体健康口腔行为是以每一个体为行为主体而采取的旨在保证自身口腔健康的活动。健康的口腔行为的重要性不仅在于它能够保持口腔健康、预防口腔疾病，而且在于它能帮助人们养成健康的口腔习惯。

（一）团体健康口腔行为

为了达到预防龋病的目的，在低氟区将社区供水的氟浓度调整到最适宜的浓度，既能防止龋病的发生又不引起氟牙症的流行，这就是饮水氟化的概念。有研究表明，引用氟化水对恒牙的防龋效果优于乳牙，饮水氟化区恒牙无龋儿童是非饮水氟化区的 6 倍，而且从儿童开始一直引用氟化水，防龋效果可持续到中老年。所以，饮水氟化是一种比较有效的防龋措施。饮水氟化具有突出的公共卫生特征，只需少数人管理即可使众多的人受益。

食盐氟化是指调整食盐的氟浓度并以食盐为载体将氟化物加入食品中，以达到适量供氟、预防龋齿的目的。实施食盐氟化防龋覆盖人群广泛，但需控制好氟化食盐的销售范围防止其进入高氟或适氟地区，从而起到较好的团体防龋的效果。

（二）个体健康口腔行为

1. 口腔卫生行为

（1）漱口

漱口是最常用的清洁口腔的方法。清洁水漱口能清除食物残渣和部分松动的软垢及口腔内容易借助含漱力量而被清除的污物；为了控制口腔内感染，可根据临床医生的处方使用加入某些药物的含漱剂以达到辅助预防和治疗口腔疾病的目的。

（2）刷牙

刷牙是保持口腔清洁的重要自我保健方法。刷牙能够去除牙菌斑、软垢和食物残渣，保持口腔卫生，维护牙齿和牙周组织健康，但不正确的刷牙行为不但达不到清洁口腔的目的，反而造成牙龈退缩、楔状缺损、牙槽骨吸收等。每个人的年龄不同，身体健康状况不一样，口腔健康状况也各不相同，因而有着不同的口腔保健需求。应该根据各人的不同情况，选用适合各人需要的牙刷和牙膏；建议每天至少刷 2 次牙，用水平颤动拂刷法刷牙，刷牙的同时结合用舌刷清洁舌背；做到一人一刷一口杯，每人分开放置，以避免交互感染；刷牙后应用清水冲洗牙刷，并将刷毛上的水分甩干，刷头向上放在口杯中置于通风处且要注意及时更换牙刷。

（3）牙间隙清洁

单凭漱口、刷牙不能完全清洁口腔，尤其是牙间隙。由于刷牙时牙刷刷毛不能完全伸及牙间隙，此处是最容易滞留菌斑和软垢的地方。如果在每天刷牙的同时，能够配合使用牙线或牙间刷等帮助清洁牙间隙，可以达到彻底清洁牙齿的目的。

2. 饮食行为

牙萌出之前，膳食营养主要影响口腔组织的生长发育。这一时期，牙颌、口腔及颅面对营养的作用特别敏感，如在这一时期出现营养不良，可导致釉质发育不全、对早期发育中的唾液腺产生影响等。

牙萌出之后，膳食营养与口腔健康也有密切关系，如缺乏 B 族维生素、维生素 A、叶酸、维生素 C 可导致口角炎、牙龈炎、唇炎、舌炎等。但这一时期膳食营养对口腔健康的影响主要表现在糖对牙健康的影响。糖是人体能量的主要来源，是许多食品及饮料的调味剂，同时也是龋病危险因素之一。容易引起龋病的主要是蔗糖，其次为葡萄糖、淀粉等。如果经常摄入过多的含糖食品或饮用过多的碳酸饮料，会导致牙齿脱矿，引发龋病或产生牙齿敏感。因此，提倡科学吃糖非常重要。所以，应尽量降低吃糖量和吃糖频率；进食后用清水或茶水漱口，晚上睡前刷牙后不宜再进食。

3. 选用预防措施的行为

（1）科学用氟

氟是人体健康所必需的一种微量元素，摄入适量的氟化物可以减少牙齿的溶解度和促进牙齿的再矿化、抑制口腔微生物生长，预防龋病的发生。局部用氟包括：含氟牙膏、含氟漱口液、局部涂氟、含氟涂料、含氟泡沫、含氟凝胶等。但是人体摄入过量氟也可以导致一些不良反应，因此氟化物的推广应用，适合于在低氟地区、龋病高发地区的高危人群中进行。

（2）窝沟封闭

"六龄牙"是萌出时间最早的恒磨牙，其咀嚼功能最强大，也最容易发生龋病，甚至造成过早脱落，所以保护儿童的第一恒磨牙很重要。窝沟封闭是预防恒磨牙窝沟龋的最有效方法，它是指不去除牙体组织，在牙齿点隙裂沟涂布一层粘接性树脂，保护牙釉质不受细菌及代谢产物侵蚀。需要提醒的是窝沟封闭后还应好好刷牙，且需要进行定期口腔检查，如果发现封闭剂脱落应重新封闭。

4. 口腔服务设施的利用行为

（1）定期口腔检查

龋病和牙周病等口腔疾病常是缓慢发生的。早期多无明显症状，一般常不易察觉，等到出现疼痛等不适症状时可能已经到了疾病的中晚期，治疗起来很复杂，患者也会遭受更大的痛苦，花费更多的费用，治疗效果也不一定满意。因此，定期进行口腔健康检查，每年至少一次，能及时发现口腔疾病，早期治疗。医生还会根据情况，采取适当的预防措施，预防口腔疾病的发生和控制口腔疾病的发展。

（2）定期洁牙

洁牙是由口腔医生使用洁牙器械，清除龈缘周围龈上和龈下部位沉积的牙石及牙菌斑。自我口腔保健方法只能清除牙菌斑、不能去除牙石。牙石表面粗糙，对牙龈造成不良刺激，又有利于新的牙菌斑黏附，是引起牙周疾病的一种促进因素。因此需定期到医院由口腔科医生进行洁牙，提倡每年洁牙一次。

（3）及时就诊

第一，口腔出现不适、疼痛、牙龈出血、异味等症状应及时就诊。口腔疾病可表现为疼痛或不适的症状。如龋病常表现为遇冷热刺激不适、咬物不适或疼痛；牙髓炎会发生剧烈的自发痛、夜间痛；牙龈炎早期会在刷牙或咬硬物时出现牙龈出血；口腔溃疡伴有患处触碰引发疼痛的感觉等。所以发生以上情况应尽快去具备执业资质的口腔医疗机构诊治。

第二，及时修复缺失牙齿。牙齿缺失易发生咀嚼困难、食物嵌塞、对治牙伸长、邻牙倾斜等，前牙缺失还会影响美观、发音，全口牙丧失后，咀嚼十分困难，面容明显苍老。因此，不论失牙多少，都应及时进行义齿修复。

第三，牙齿是不可再生的硬组织，如果受伤后出现牙龈出血、牙齿裂纹、折断、松动、移位、脱落等，应立即到医院就诊。如果牙齿脱落，要尽快找到牙齿，用手捏住牙冠部位用凉开水或自来水冲洗掉牙表面的脏东西，然后将冲洗干净的牙齿放回牙槽窝中；也可以将牙齿泡在新鲜的冷牛奶、生理盐水或含在口腔内，迅速到医院就诊。牙齿离开口腔的时间越短，再植成功的可能性越大，最好在30min内治疗。

第四节　口腔健康教育的实施

人们常用明眸皓齿来形容某人有一双明亮的眼睛和一副洁白整齐的牙齿。一口洁白整齐、健康的牙齿总能给人留下深刻又美好的印象，可以说牙齿是一个人最好的装饰品，最亮的闪光点，是现代人衡量美的最重要标准之一，同时也是一个人的家庭背景、文化修养、生活态度、生活品位和生活质量等方面的综合体现。对一个国家而言，人民口腔的健康情况、往往是社会文明程度、医疗水平、社会综合实力、国民素质的综合体现。的确，口腔牙齿洁白健康，排列整齐，会给年轻人增添青春的魅力，在社交活动中更展现出健美的英姿。

改革开放以来，中国经济飞速发展，取得了世人瞩目的成就，口腔医疗事业也得到长足进步。但是，我国地广人多，各地区经济发展水平和医疗资源分布差异很大，各民族风俗习惯不同、"牙痛不是病"等传统观念束缚，要实现人人享有口腔保健和口腔健康的目标还任重道远。

一、口腔健康知识的宣教

（一）口腔健康知识宣教的意义和目的

口腔医学研究和临床实践表明，许多口腔疾病如龋齿、牙周疾病、智齿冠周炎、牙列不齐、牙列缺损、牙列缺失、四环素牙和氟斑牙等常见、多发疾病是可以通过早期进行正确的预防措施得以预防和阻止其发生发展的。

以龋病为例，世界卫生组织已将其列为影响人类健康的三大疾病之一，仅次于心血管疾病和恶性肿瘤之后，位列第三位。导致龋病发生的病因目前公认的是"细菌——糖类——宿主——时间"这四种因素组成的"四联因素"学说，即存在于牙齿表面的致龋菌利用滞留于口腔中的糖类食物连续代谢而产酸，促使牙体组织脱矿，经过一定时间的反复作用后造成牙体硬组织的腐蚀、崩解而形成龋齿。由此可以看出，通过有效的牙齿清洁（如早、中、晚刷牙）、糖类食物摄入控制或食后及时清洁口腔（如刷牙、漱口）、维持口腔中正常的口腔微生物生态平衡、调节易感人群口腔中致龋菌数量等措施，可以有效地防止龋病发生。

此外，龋病的病程特点是发生、发展缓慢，一旦龋病发生绝大多数情况下不会自行停止发展。从早期的浅龋发展到深龋有较长的病程，在此发展过程中只要及时治疗，均会终止疾病发展，取得很好的治疗效果，并且越是早期治疗取得的疗效更好，医疗成本如医生的时间成本、治疗材料消耗大大降低，患者的经济负担也大大减小。如果任由疾病发展而不采取及时治疗，深龋将继续发展，将引起牙髓炎、牙髓坏死、根尖周炎，牙体硬组织进一步破坏崩解，直至患牙拔除。

所以，口腔健康宣教应遵循预防为主、定期检查、早期发现、早期治疗的原则。

（二）口腔健康知识宣教内涵

口腔健康教育不是强迫性或指令性的任务，是通过循序渐进的方法帮助人们认识不良生活习惯的危害，从而让他们自觉的选择健康的生活方式，这就对我们的教育方法和内容提出了要求。

1. 宣传知识要有科学性

口腔健康教育是用科学的保健知识去武装人们的头脑，引导他们走健康之路，我们的每次宣传内容都要对广大的民众负责，如果宣传有误就会产生误导，其结果就会产生相反的作用。

2. 宣传形式要有生动性

口腔健康教育的内容对广大民众来说是比较难理解的专业知识，必须通过专业宣传的再加工，以动画、童话等生动形象的方式展现出来，既激发了人们对口腔健康知识的兴趣，又容易让人们理解和接受。

3. 宣传语言要有通俗性

因为我们的教育对象是广大群众和儿童，要把专业语言变成人们容易理解的通俗语言，使大家听起来易懂，并在一种轻松愉快的气氛中接受这些知识，从而自觉地用这些知识规范自己的行为。

4. 宣传内容要有整体性

要使群众知道口腔的功能和生理，他们才能意识到口腔健康的重要性，所以我们在开展口腔健康教育时要把口腔基本的解剖生理和主要的功能介绍给广大的民众并告诉他们常见的口腔疾病是哪些，这些疾病的病因、发病过程、危害、结局及预防手段等，让人们对口腔保健知识有一个全局的了解。

5. 口腔健康教育的方法要有多样性

例如，开展小组讨论、座谈、专题讲座和举办各种培训班等，这里强调一下随诊教育在口腔健康教育中的重要作用。随诊教育可在双向交流的过程中有针对性地进行。口腔医务人员可在诊疗和咨询的过程中根据其所处的健康状态，本人的愿望要求，知识水平等有针对性地选择适当的内容进行教育，这样就能做到有的放矢。随诊教育是每个口腔医务工作者的责任和义务，所有口腔医务人员都应该把口腔健康教育贯穿在工作的始终，为人人享有口腔卫生保健做贡献。

6. 口腔健康教育应早期性和系统性

口腔健康教育应从幼儿时期开始，贯穿其成长过程。众所周知，一个人的习惯养成和幼儿时期的教育、生活经历密切相关，而习惯一旦养成则很难改变，所以每个人从幼儿时期开始家长、老师就应该给孩子教授必要的口腔保健知识，养成良好的生活、饮食习惯，如每天早晚正确刷牙、少吃糖、餐后漱口、定期检查口腔，从而养成良好的口腔卫生习惯。

中小学、幼儿园的教师及家长是一支庞大而重要的基础力量。他们教育或抚养的对象是儿童，他们本身的意识和行为直接影响着每个儿童和青少年的健康成长。儿童时期接受知识快，可塑性大，抓好这支基础力量的教育培训，充分发挥他们的言传身教作用，对提高全民口腔健康水平打下了坚实的基础。

总之，随着医学模式的改变，人们正向着生物——心理——社会模式指导下的主动预防型努力。人是社会的人，他必须要与客观环境相适应而生存，躯体的健康不能被动的依靠医疗技术，而要靠自身的努力、自我保健和自我预防来达到身体上、精神上和社会适应性上的完美状态。口腔健康是整体健康的重要部分之一，为早日在我国实现"人人享有口腔健康"这一美好愿望，希望全社会都来重视和关心口腔健康教育。

二、口腔健康教育的实施方案

（一）加强人才培养

1. 加强口腔专业人才培养

1917 年，中国第一所牙学院在四川成都华西协和大学成立，拉开了口腔医学专门人才的培养序幕，对中国口腔医学教育的发展产生了深远的影响。新中国成立后，全国设置口腔医学专业的院系总数从解放初期的 5 所发展到 2008 年的 180 所，其中招收口腔本科教育的达到 94 所，口腔专科学历的人数占 60% 以上。近年来口腔医学的毕业生大幅度增加，每年新增口腔执业医师的人数是 15000~20000，这个增长是很快的，2012 年我国口腔执业（助理）医师人数已从改革开放初期的 5741 人发展到 11 万余人，每 11000 人仅有一个口腔医师，未达到世界卫生组织建议每 5000 个居民有 1 个口腔医师的标准，与欧美发达国家和地区的差距较大。我国处于世界低收入水平组和中下等收入水平组之间，总体来说中国口腔卫生服务的能力和口腔医生的数量是不足的，因此政府应该不断加强在口腔专业方面的人才培养，培养出更多优秀的专业口腔人次，更好地位广大人民群众服务。

2. 加大临床相关专业人才培养

口腔医学专业专门人才的培养受到专业自身特点的限制，每年招收人数有限，而口腔本科以上学历人才主要集中在大城市和发达地区，县、乡一级口腔人才缺乏，尤其是在西部等欠发达地区特别突出。鉴于基层这种情况和口腔疾病预防为主的特点，临床医学专业、公共卫生专业、预防医学专业等相关专业的学生，可以开设口腔基础、口腔常见疾病防治等课程，从而使其在今后的工作中进行口腔健康宣教。

3. 业余宣传保健员培养

仅靠口腔专业人员来进行口腔健康教育是远远不够的，还应采取各种途径，在厂矿、学校、农村乡镇等部门培养大批业余口腔疾病预防的保健员和宣传员，他们生活在基层一线，熟悉情况。有针对性地开展口腔健康教育，培养人们科学健康的生活习惯，可收到良好的效果。

（二）政府统筹规划

改革开放以来，我国口腔医疗事业无论从设备、技术、医疗质量到从业人员数量都发生了翻天覆地的改变，但地区之间发展极不平衡，有许多边远地区口腔疾病的治疗和健康教育仍然是空白，各级地方政府应高度重视，加强口腔基础建设、增加财政支出，制定相关政策鼓励口腔专业毕业生到基础工作，鼓励民营资本到基层投资。

参考文献

[1] 苗江霞. 0 岁-6 岁儿童口腔保健实用手册 [M]. 北京：中国科学技术出版社，2020.

[2] 田滋明，胡役兰. 口腔保健与疾病防治 [M]. 天津：天津科学技术出版社，2002.

[3] 邵伟灵. 妇幼口腔保健 [M]. 北京：中国纺织出版社，1999.

[4] 王而川. 口腔自我保健技巧 [M]. 北京：北京出版社，1996.

[5] 刘健. 精编临床口腔医学 [M]. 上海：上海交通大学出版社，2018.

[6] 李青奕. 口腔保健指南 [M]. 北京：金盾出版社，2004.

[7] 周学东. 中国口腔医学年鉴 2017 版 [M]. 成都：四川科学技术出版社，2018.

[8] 廖岚，杨健. 全媒体健康传播系列丛书口腔健康从齿开始 [M]. 南昌：江西科学技术出版社，2019.

[9] 李刚. 健康第一关口腔保健 [M]. 西安：第四军医大学出版社，2008.

[10] 吴补领，张超，赵蕊妮. 口腔健康知识宣教手册 [M]. 广州：中山大学出版社，2022.

[11] 纪小凤，胡少芬，辛惠明，林正军. 老年人口腔健康自我效能量表的汉化及信效度检验 [J]. 现代临床医学，2023，49(01)：32-34+46.

[12] 林婷婷，林天翔，王慧敏. 口腔门诊就诊患者口腔健康知识、态度、行为特征及影响因素分析 [J]. 现代预防医学，2023，50(02)：371-375.

[13] 夏益枫，张勇，焦延卿. 口腔健康教育对学龄前儿童口腔健康行为和家长口腔卫生认知的影响 [J]. 实用预防医学，2022，29(07)：880-883.

[14] 柳岚钟，尚少梅，董旭，陈泓伯，施月仙. 牙周炎患者口腔健康素养量表的修订及信效度评价 [J]. 护理学杂志，2022，37(10)：92-95.

[15] 陈国宝，朱志贤. 古代中医口腔健康问题用药选议 [J]. 口腔护理用品工业，2022，32(02)：22-25.

[16] 黄惠婷，黄明珠，陈雪岚.在初中生物学教学中渗透口腔健康教育 [J].生物学教学，2022，47(05)：89-91.

[17] 王春兰.学龄前儿童口腔健康行为干预效果研究 [J].中国社区医师，2022，38(02)：148-150.

[18] 李华.定期口腔健康宣教在种植术后干预的价值分析 [J].江苏卫生事业管理，2021，32(12)：1694-1695.

[19] 卞金有.我国口腔健康科学人文的历史、现状与未来发展趋势——回顾百年中国牙防发展历程 [J].中国实用口腔科杂志，2021，14(05)：513-518.

[20] 张征.妊娠期牙龈炎患者的口腔健康状况与口腔健康教育 [J].实用妇科内分泌电子杂志，2020，7(15)：115+130.

[21] 姜红.大学生口腔健康认知与行为的调查分析 [D].济南：山东大学，2010.

[22] 田志强.口腔健康素养测量工具、概念模型的构建及验证 [D].太原：山西医科大学，2021.

[23] 王文雅.儿童口腔门诊初诊需求分析及常见疾病的临床治疗 [D].福州：福建医科大学，2021.

[24] 马众辉.牙周健康人群与不同程度牙周炎患者口腔菌群变化及其功能的研究 [D].郑州：郑州大学，2021.

[25] 胡忠亮.家用口腔保健产品 CMF 设计评价模型研究与应用 [D].徐州：中国矿业大学，2022.

[26] 骆小青.孕妇口腔健康相关生活质量及影响因素的研究 [D].武汉：武汉轻工大学，2017.

[27] 于里.口腔病例管理与辅助诊疗系统 [D].长春：吉林大学，2020.

[28] 何伊伦.口腔保健社区化模式下的医务社工体系探索 [D].成都：西华大学，2020.

[29] 周子琦.成人牙齿缺失与握力关联的队列研究 [D].天津：天津医科大学，2019.

[30] 陈满满.孕妇口腔健康素养、自我效能与口腔健康相关生活质量的相关性研究 [D].武汉：武汉轻工大学，2018.